LE

DOCTEUR PRUNELLE

SA VIE ET SES TRAVAUX

NOTICE HISTORIQUE LUE DANS LA SÉANCE PUBLIQUE, DE LA SOCIÉTÉ DE MÉDECINE DE LYON, LE 5 FÉVRIER 1855,

PAR LE DOCTEUR

A.-F.-F. POTTON,

MEMBRE DE LA SOCIÉTÉ DE MÉDECINE, ETC., ETC.

(Imprimé par ordre de la Société de médecine).

Veritas in dicto.
(HOBBES, log. p. 20).

Il serait à souhaiter que ceux qui ont été à portée de connaître les hommes, fissent part de leurs observations.
(DUCLOS, Considérations sur les mœurs).

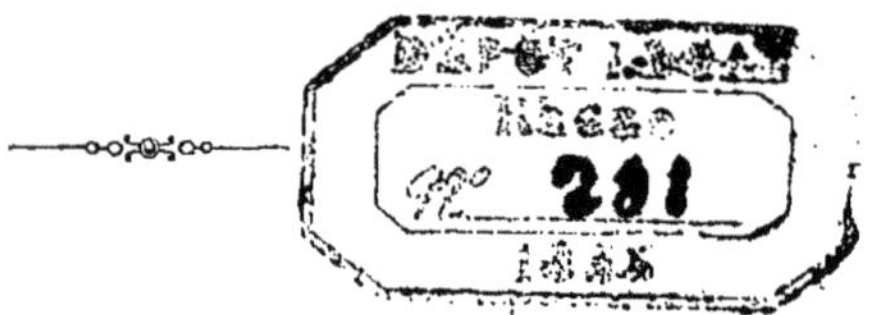

A LYON ET A MONTPELLIER,

CHEZ Mel SAVY, Libraire-Éditeur.

1855.

Lyon, imprimerie d'Aimé VINGTRINIER, quai Saint-Antoine, 36.

Cette notice, imprimée par ordre de la Société de médecine de Lyon, paraît telle qu'elle a été lue et approuvée.

On y rencontrera, je le crains, des omissions, des erreurs peut-être ; les unes et les autres sont indépendantes de ma bonne volonté et de mes efforts. Pour quelques renseignements particuliers, je m'étais adressé à la famille, à des hommes se disant les amis intimes du docteur Prunelle, il n'a pas été fait droit à ma demande. J'ai dû me contenter de mes recherches et de mes souvenirs personnels, des notes qui m'ont été transmises par M. Benoît, ancien secrétaire-général de la mairie de Lyon; par le docteur Jaumes, professeur à la Faculté de médecine de Montpellier; par M, Ferd. Reymond, de la Tour-du-Pin, ancien représentant à l'assemblée nationale; par le docteur Ch. Fraisse, bibliothécaire du Palais-Saint-Pierre; enfin par le docteur Jourdan, conservateur du muséum d'histoire naturelle de Lyon.

Si mon travail, dans ces conditions, offre quelqu'intérêt, c'est à l'obligeance de ces messieurs, que j'en suis redevable : qu'ils veuillent bien recevoir ici l'expression de mes remerciements.

A. P.

LE

DOCTEUR PRUNELLE

SA VIE ET SES TRAVAUX.

Messieurs,

Des hommes, privilégiés aux yeux de la multitude, peuvent, par le hasard de la naissance ou par l'éclat de la richesse, par le bruit qui accompagne leur passage, prolonger momentanément après eux, le souvenir de leur nom éphémère; mais, dans toutes les conditions, il n'est accordé qu'à bien peu de sujets de marquer sûrement la place qu'ils ont occupée dans le monde, de perpétuer leur mémoire par des monuments durables; il n'est permis qu'à de rares exceptions de parvenir à la gloire, et la gloire encore ne mérite ce nom que si elle est fondée sur de véritables services rendus à l'humanité.

Les contemporains ne doivent signaler dans leurs éloges, l'histoire ensuite ne doit honorer dans ses récits que les œuvres utiles ou les bons sentiments qui les inspirent, que les découvertes du génie, ou les travaux de la science susceptibles d'élever l'âme, d'éclairer ou de charmer l'esprit, de servir, en un mot, au progrès moral, intellectuel ou physique.

Ces principes qui sont les vôtres, Messieurs, vont me servir de règle, lorsque cédant à vos désirs, devenus des ordres pour moi, j'essaie de retracer la vie du docteur Prunelle, ancien médecin principal des armées, professeur à la Faculté de médecine de Montpellier, maire de la ville de Lyon, en cette qualité, président d'honneur de votre Compagnie, dont il était titulaire par droit d'élection; député de l'Isère sous le gouvernement de 1830, correspondant de l'Institut de France et de l'Académie royale de médecine, membre des Académies de Montpellier et de Lyon, de la Société d'agriculture, d'un grand nombre d'autres sociétés savantes, et en dernier lieu, inspecteur des eaux minérales de Vichy et maire de cette ville.

Sa carrière, vous le voyez déjà par l'énumération de quelques uns de ses titres, n'a pas été circonscrite dans les limites ordinaires de la pratique médicale. Elevé à de hautes fonctions, il a pris une part active aux grands évènements publics de notre temps et de notre cité : durant un demi-siècle, il s'est trouvé en rapports incessants avec les personnages les plus considérables dans la science et dans l'Etat, il s'est distingué non seulement comme savant, mais comme administrateur et homme politique. A ces divers points de vue, je parlerai librement de tout ce qui regarde sa personne, ses doctrines, ses écrits et ses actes.

Il est rare de rencontrer des situations si différentes, de

tels éléments réunis dans la vie du médecin : cette circonstance qui augmente les difficultés de ma tâche, m'entraînera inévitablement vers des considérations étrangères, vers des faits qui s'écartent et de vos habitudes et de vos travaux professionnels, mais, vous admettrez avec moi, qu'ils exigent une large place dans cette biographie; j'ose même espérer qu'ils acquerront quelque mérite à vos yeux, s'ils aident à démontrer que la variété et l'étendue des connaissances, que les études spéciales, loin d'exclure, comme on le croit généralement dans le monde, l'esprit pratique des affaires, sont capables de le diriger, de lui donner une force, une autorité supérieures.

En payant ce tribut à la mémoire de notre confrère, s'il ne m'est pas permis de satisfaire à tous mes sentiments personnels d'affection et d'estime, je puis du moins exprimer le vœu d'accomplir un devoir qui m'est cher, celui de répondre à votre attente, de peindre dignement l'homme auquel vous voulez rendre hommage, lorsque vous me permettez, devant cette assemblée nombreuse, d'être votre interprète et votre organe.

Clément-François-Victor-Gabriel Prunelle, né le 22 juin 1777, à la Tour-du-Pin, département de l'Isère, appartenait à une famille bourgeoise où l'élévation dans les idées, l'honneur étaient héréditaires. Suivant la coutume de nos ayeux, trop oubliée de nos jours, c'est de sa mère elle-même qu'il reçut ses premières leçons, avant d'entrer au collége de Vienne, où il apprit les belles lettres. C'est au milieu des agitations du pays que son éducation fut achevée; âgé de 15 ans à peine, lorsque la tourmente de 93 éclata, il terminait sa philosophie sous l'abbé Lacombe-Bizet, appartenant à cette phalange de prêtres indépendants et modestes, qui, dans la plupart des villes de province, consacraient un dévoûment désintéressé et une intelligence supérieure à l'instruction de la jeunesse. La révolution le sépara des maîtres habiles qui s'étaient attachés à lui transmettre un ardent amour de la science. Après quelque temps passé en Suisse, à l'Université de Lausanne, il fut contraint, durant deux années, de vivre retiré à la campagne, de prendre le soc de la charrue dans la vaste exploitation paternelle.

Pour les natures d'élite, les circonstances les plus fâcheuses en apparence deviennent favorables : l'activité cherche et trouve partout des éléments de succès; les difficultés conduisent à la réflexion, fortifient le jugement, rien n'est perdu pour l'avenir.

Les loisirs laissés par l'agriculture pratique étaient employés par Prunelle à l'étude de la théorie; Olivier de Serres, l'abbé Tessier, richesses de la bibliothèque de la maison, lui furent bientôt aussi familiers que les auteurs classiques : il consultait à la fois la nature et les livres.

C'est dans ces conditions que se révéla ce besoin d'apprendre qui le portait avec le même bonheur vers les sujets les plus différents. Une application continue était possible dans la retraite pour un jeune homme doué d'une volonté ferme, d'une robuste constitution physique.

Une excellente méthode le soutint, empêcha son esprit actif de s'embarrasser ou de se perdre. L'attention était servie par une mémoire étonnante dont l'exercice développa encore la sûreté et les ressources; cette faculté devint exceptionnelle, prodigieuse, il n'oublia jamais rien de ce qui avait une fois frappé son intelligence.

Le désir de s'instruire le suivait partout : au moment de la terreur, me disait naguère un de ses voisins, camarade de sa jeunesse, nous nous rencontrions, Prunelle et moi, remplissant tous deux l'office de garçons de ferme, chargés de conduire à Grenoble, des blés que l'administration requerrait chez les propriétaires; en même temps que le fouet d'une main, il dirigeait ses chevaux, de l'autre, il tenait un livre, et charmait les longueurs de la route en expliquant, traduisant les chefs-d'œuvre de la Grèce et de Rome. Seul, sans professeurs, il ébaucha l'étude des langues vivantes dans lesquelles il put se perfectionner ensuite. L'allemand, l'anglais, l'italien, l'espagnol l'occupèrent tour à tour; ce n'est que bien plus tard, qu'il apprit l'hébreu. Ces travaux ne furent qu'une préparation à d'autres plus abstraits, plus approfondis.

Vers la fin de 1794, lors de la réorganisation des anciennes universités, celle de Montpellier fut reconstituée sous le nom d'*école de santé*, Prunelle se destinant à la médecine exercée déjà par son père, vint y suivre les cours, et ne tarda pas à être remarqué par les hommes préposés à l'enseignement.

Depuis longtemps, l'illustre Barthez habitait la capitale,

où les dignités et la fortune l'avaient conduit ; mais, sa doctrine était triomphante à Montpellier, soutenue, vivifiée par de dignes interprètes, parmi lesquels nous devons placer en première ligne le physiologiste Dumas. Notre savant compatriote reçut, traita en ami le jeune élève dauphinois, l'introduisit chez l'un des hommes qui ont le plus honoré et servi le pays, chez le chimiste Chaptal. Prunelle accueilli avec une bienveillance extrême par ce professeur, fut admis dans son intimité, et dès cet instant, dirigé par ses conseils, favorisé de son haut patronage.

Henri Fouquet, surnommé l'Hippocrate moderne, occupait dans l'école la première chaire de clinique fondée en France : la réputation de ce grand praticien, établie par son immense savoir, était européenne.

Gouan, l'auteur des *Illustrationes Botanicæ*, de la *flora Monspeliensis*, le maître de Commerson, d'Auguste Broussonnet, de Labillardière, professait la botanique.

Baumes, dont vous connaissez les nombreux ouvrages, était chargé de la pathologie interne.

Telles furent, Messieurs, les sources premières où Prunelle puisa les éléments de sa scholarité médicale. Quittant momentanément la médecine, après s'être délassé aux leçons d'histoire naturelle, il passait dans le laboratoire de Chaptal, dont il était un des préparateurs, pour entrer dans l'amphithéâtre de Dumas, qui l'avait associé à ses dissections ; c'est là qu'en 1797, il assista dans ses recherches, Alexandre de Humboldt, venu à l'école du vitalisme, pour répéter sous les yeux de Dumas, les découvertes, les expériences de Galvani, sur l'électricité animale, la sensibilité et la contractilité des tissus : c'est là que la conformité des goûts, que les mêmes inclinations heureuses lui donnèrent comme camarades et amis Delpech, qui depuis s'est élevé au premier rang parmi les célébrités chirurgicales de notre époque, Double, qui gardant religieusement à Paris, les doctrines de Montpellier, est devenu un des praticiens les plus éminents de la capitale, membre de l'Institut, président de l'Académie royale de médecine.

A la suite d'un concours, dans lequel sa passion pour les livres l'avait engagé, Prunelle avait été nommé, en 1797, aide bibliothécaire de l'école. Cette position officielle lui permit, le força même de s'adonner aux travaux historiques et littéraires, vers lesquels il se trouvait instinctivement entraîné. Reprenant avec ardeur ses études de linguistique, comme Spallanzani, il voulut connaître, et il connut à fond, le génie et les richesses de cette langue d'Homère, d'Hippocrate et de Démosthènes, organe des plus sublimes conceptions de la poésie, de la science et de la liberté. Il devint, un de nos meilleurs hellénistes, de l'avis de Boissonnade, de Laporte-Dutheil, m'a rapporté dans le temps, le baron Walkenaër, excellent juge lui-même. Il eut pour le grec un véritable culte et conserva toute sa vie, l'habitude d'écrire en cette langue, les compositions, les remarques, les notes personnelles qu'il voulait soustraire à l'indiscrétion ou à la curiosité des étrangers.

S'étant imposé, dès lors, l'obligation d'un travail régulier de 15 à 17 heures par jour, le café pris en abondance lui permettait de lutter contre le sommeil. Exerçant ainsi, durant plus de soixante années, sa grande aptitude naturelle, il amassa les trésors de la vaste érudition, qui a constitué, je le dis dès à présent, et je le prouverai plus tard, la partie dominante, le trait principal, le caractère essentiel de sa forte individualité.

Comptant sur sa mémoire infaillible, il essaya de tout embrasser, médecine et histoire, beaux arts et philologie, sciences naturelles et philosophiques.

Telle était sa juste et précoce renommée, tels furent ses efforts qu'ils lui valurent la faveur insigne d'être désigné, vers la fin de 1799, pour accomplir une mission aussi honorable que périlleuse.

Les combats, les maladies, la peste avaient creusé des vides nombreux dans les bataillons de l'armée d'Égypte; pour les combler, le Consulat tenta d'expédier des secours à nos soldats expatriés dans ces contrées lointaines.

Poussé par son désir de tout voir, entraîné par son ardente imagination, (quel est l'homme à 20 ans qui ne soit prêt à suivre ses inspirations séduisantes?)... Prunelle s'embarque pour l'Orient, espérant inscrire son nom dans les pages de ce brillant épisode, parmi ces français courageux, qui, entrés d'un pied ferme dans le chemin frayé par la victoire, allaient sonder les pyramides d'Egypte, explorer les cataractes du Nil, chercher à pénétrer les secrets des Pharaons et de la sagesse antique, pour faire tourner au profit de la science et de l'humanité, les désordres et les malheurs de la guerre. Mais il fut arrêté dans ses rêves de gloire et d'avenir. Les croisières ennemies, un blocus rigoureux ne lui permirent pas de dépasser l'île de Malte, que le général Vaubois défendit héroïquement, jusqu'en septembre 1800, contre les efforts combinés des Anglais, des Russes et des Napolitains.

Notre jeune confrère revint aborder à Cadix, demandant à un voyage en Espagne, des compensations qui furent rendues faciles par la connaissance parfaite de la langue du pays. Evoquant les souvenirs du passé, il visita les monuments et les hôpitaux, fit des recherches sur la littérature, les institutions, et les mœurs. Dans un âge avancé, il portait encore avec une douce satisfaction ses regards de ce côté; il racontait avec une verve intarissable les plaisirs que sa jeunesse, sa qualité de touriste et d'observateur, lui avaient permis de goûter dans cette société espagnole qui ne pensa jamais offenser Dieu en alliant la galanterie et les joies du monde avec le mysticisme et la dévotion. Après cette course scientifique et aventureuse, rentrant en France, il rejoignit à Paris, Chaptal son, maître, devenu ministre de l'intérieur.

Bien que déjà docteur en médecine, et dans les conditions les meilleures pour exercer, entouré de la confiance des hommes le plus recommandables, Prunelle continuant ses études dans les hôpitaux, refusa de se livrer à *la pratique tumultueuse et galopante, trop souvent stérile*, suivant les pittoresques expressions du docteur Quesnay, l'économiste. Exigeant envers lui-même, il possédait, disait-il, moins une instruction véritable que les éléments nécessaires pour l'acquérir ; il ne songea qu'à profiter des circonstances au milieu desquelles il avait le bonheur de se trouver placé.

Les méthodes philosophiques transformaient alors, en quelque sorte, les sciences naturelles ; il eut le privilége de vivre dans l'intimité des maîtres qui présidaient à ces changements progressifs. Fourcroy, Berthollet, Lamarck, Chaptal, de Jussieu, Laplace, Legendre, Poisson... etc., groupaient autour d'eux des jeunes gens qu'ils associaient à leurs recherches, dirigeaient de leurs conseils, animaient de leur esprit, pour qu'ils pussent un jour les remplacer en continuant leur œuvre.

Ils avaient institué des conférences, où l'on répétait les découvertes annoncées, où l'on préparait des expériences nouvelles : on opérait dans le laboratoire, sauf à démontrer, à discuter, rectifier ensuite. L'analyse et la synthèse étaient les seuls leviers de puissances mises en jeu.

Les formules rigoureuses des mathématiciens et des géomètres venaient simplifier les actes, éclairer le jugement qui aurait pu s'égarer dans les détails de la physique, de la chimie ou de l'histoire naturelle.

Admis dans ce cercle d'hommes de génie, où il rencontra cette génération qui a donné soit à la France, soit à l'étranger, les professeurs les plus célèbres, Thénard, Al. de Humboldt, Ampère, Dulong, Biot, Laugier, etc.; c'est là que Prunelle se fit le condisciple et l'émule des fils de Berthollet et de Chaptal ; de de Candole, d'Ampère, de François Arago, de Gay-Lussac. Leurs relations intimes basées sur le travail, sur la même passion pour la science, sur les qualités de l'esprit et du cœur, se sont conservées jusqu'à leur dernière heure. Mais, tandis que la plupart d'entre eux, bornant leur horizon, poursuivaient une seule idée pour l'approfondir, concentraient leurs forces sur un seul point, sur une seule branche de connaissances humaines, à laquelle ils ont attaché leur nom, Prunelle, sans arrière pensée pour sa gloire à venir, a disséminé ses facultés : il a cultivé les sciences non pour se rendre célèbre, mais pour y chercher un appui, pour mieux apprécier les services qu'elles peuvent rendre, les applications dont elles sont susceptibles.

Les lettres avaient conservé pour son esprit un attrait immense : il retournait avec prédilection aux études historiques, il ne craignait pas de leur sacrifier aussi de longues veilles. Il existait, alors, à Paris une école qui accordait une grande importance à l'érudition ; qui s'était imposée la tâche de recueillir, de faire fructifier l'héritage légué par l'antiquité. Introduit dans son sein, il se vit en contact avec la plupart des hommes chez lesquels le savoir était en honneur. Il assistait aux réunions tenues chez Millin de Grandmaison, membre de l'Institut et successeur de l'abbé Barthélemy à la bibliothèque nationale. On sait que cet archéologue, désireux de servir les Lettres et les Arts, appelait à son aide tous les savants français et étrangers, capables par leur influence ou par leurs œuvres, de concourir à l'accomplissement de ses projets : il avait fondé le *Magasin encyclopédique*, journal qui, durant plus de vingt années, fut une tribune ouverte à tous les travaux littéraires, et qui forme aujourd'hui un arsenal précieux, des archives utiles que vont consulter les amateurs laborieux et les érudits.

Attaché à la rédaction de ces *Annales*, Prunelle devint le collaborateur du baron Dacier, secrétaire perpétuel de l'Académie des inscriptions et des belles-lettres; d'Anse de Villoison, le plus renommé des commentateurs d'Homère, de Visconti, l'auteur de l'immortelle iconographie grecque et romaine ; du baron Denon, de Ste-Croix, l'habile critique des historiens d'Alexandre, des philologues et des hellénistes Larcher, Chardon de la Rochette, Sacy, etc..., etc... Semblable compagnie oblige, il voulut se montrer digne de l'honneur qui lui était fait, il y réussit : avec eux, il travailla patiemment à sauver du naufrage, à mettre en lumière les trésors de l'esprit humain enfouis et oubliés. Remontant aux sources les plus pures, vérifiant les textes, il aidait à relever les erreurs, à expliquer les passages obscurs. Des commentaires sur Anacréon, sur divers poètes et auteurs grecs obtinrent dans ce cercle, et conservent au dehors, une juste considération. En même temps qu'il contribuait à enrichir le domaine des lettres, qu'il préparait des matériaux pour l'histoire, il écrivait dans un autre journal, la *Décade philosophique* de Ginguené et de Chénier, continuée ensuite sous le titre de *Revue philosophique et littéraire*. Lui, le disciple de Locke, de Condillac et de Cabanis, il faisait connaître en France les doctrines, presque ignorées, des Allemands

Fichte, Kant et Schelling; il joignait l'examen critique à la traduction et à l'analyse.

Il repoussa toujours le principe commun aux trois coryphées de l'école germanique : « Que les fonctions intellectuelles sont *cause* et non *effet;* » il se rangea du côté de la philosophie inductive ou *expérimentale*. Ne craignez point, Messieurs, que je m'engage avec l'auteur dans les abstractions de l'idéologie transcendante, ou que je le suive pas à pas dans ses nombreux travaux périodiques, je ne veux qu'indiquer une des sources de sa réputation et de ses succès à cette époque. Parmi ces publications, toutes sont estimables; quelques unes furent très-remarquées, elles le méritaient, par la pensée aussi bien que par la forme.

Dès l'année 1794, la Convention, sur la demande de Fourcroy, Guyton de Morveau, Lakanal, avait institué une commission spéciale pour inspecter, préserver de la destruction les papiers, les ouvrages, les archives, les objets d'art, qui, à la suppression des ordres monastiques, à la fermeture des couvents, avaient été déclarés propriétés nationales, et se trouvaient entassés, perdus çà et là dans les greniers, les hangars, les cloîtres délaissés, exposés aux ravages du vandalisme et de l'ignorance, aussi bien qu'aux avaries du temps.

Déjà, Alexandre Lenoir, et le libraire Barbier avaient réunis dans des entrepôts, classés dans les bibliothèques du gouvernement les raretés, les livres les plus précieux, lorsque Chaptal, en 1802, chargea Prunelle de reprendre ce travail, de choisir encore, dans les dépôts de la capitale, les ouvrages qui pouvaient convenir à l'école de Montpellier, dont il devint bibliothécaire en titre, durant le cours de 1803.

La récolte fut peu fructueuse, on ne pouvait que glaner dans un champ moissonné par les laborieux ouvriers dont il suivait les traces. Mais il ne perdit pas courage, il entreprit, l'année suivante, par décision du Ministre, toujours dans l'intérêt de la Faculté de médecine et à ses frais, de nouvelles investigations dans les dépôts de dix départements ; il parcourut la France depuis Alby jusqu'à Chaumont ; depuis le Mans jusqu'à Avignon. Sur la désignation, sur la demande formelle de Sainte-Croix, d'Anse de Villoison et de Visconti, le ministre de l'intérieur, De Champagny l'adjoignit, en 1805, comme troisième commissaire à Maugerard et Chardon de la Rochette pour visiter, organiser dans les départements, les collections littéraires, examiner les monuments artistiques, signaler leur importance et leurs besoins. Dans ces courses exploratrices, il déploya un zèle infatigable ; ses rapports, sa correspondance révélèrent des connaissances supérieures. Comme Rive, Lair, Mercier de St-Léger, il estimait les livres rares, mais, il tourna de préférence ses recherches vers les livres utiles : l'étude, l'examen des éditions et des titres le conduisaient à la lecture des textes eux-mêmes qu'il pouvait suivre dans toutes les langues ; la forme et le fond le préoccupaient également. Le temps donné à de telles recherches ne fut pas seulement passé à compter des volumes, former des tables, dresser des catalogues, il servit la littérature d'une façon plus éclatante.

Tandis que le bibliophile Barbier découvrait les lettres de Huet, évêque d'Avranches, et les manuscrits des œuvres complètes de Fénelon, Prunelle sauvait la correspondance du président Bouhier, en partie inconnue jusque-là, et qui allait être sacrifiée.

Vous savez, Messieurs, le grand commerce épistolaire que, dans les siècles qui ont précédé, les savants privés de journaux, de moyens faciles de communications entre eux, avaient coutume d'entretenir : les correspondances d'Erasme, de Leibnitz, de Voltaire, de Grimm, de Diderot démontrent le fait.

Le président Bouhier, dont on a dit, avec une certaine emphase, que son immense bibliothèque était moins savante que lui, recevait de tous les écrivains, philosophes, poètes de son temps, des épitres, des demandes, des réponses qui étaient des hommages rendus à son mérite, et le fruit de relations établies au loin. Sous cette forme peu ambitieuse, tous les sujets indistinctement étaient abordés : dans des dissertations sur les hommes et les choses, on soulevait, on discutait des questions de fait et de droit, on abordait des problèmes de philosophie dont on provoquait l'étude et la solution.

Les savants ont toujours tenu en grande estime les collections de ce genre qui renferment souvent des renseignements originaux, uniques pour l'histoire. Aussi, l'annonce de la découverte faite par Prunelle fut-elle considérée dans le monde lettré comme une bonne fortune, comme une nouvelle et précieuse source de lumières sur le XVIIe siècle. Après avoir collationné, annoté avec soin ces documents authentiques, notre confrère les déposa à la bibliothèque impériale; ils composent dix cartons spéciaux. Leur impression, retardée jusqu'ici, sera provoquée, nous en avons l'espérance, par la commission des études historiques.

C'est dans des circonstances analogues, et par un bonheur semblable, que furent exhumées les lettres de Claude Nicaise. Cet abbé s'était particulièrement adonné à la connaissance, à la recherche des monuments, des inscriptions, des arts, des usages, des symboles antiques : il avait habité Rome durant nombre d'années, s'y était acquis l'estime et l'amitié d'un très-grand nombre de personnages de la plus haute distinction, des cardinaux Noris, Barbarigo, Albani, du pape Clément XI, avec lesquels il fut encore en commerce après son retour en France. Jamais peut-être littérateur n'eut une correspondance plus étendue et plus constante avec les savants de la dernière moitié du XVIIe siècle. Il serait difficile d'en nommer aucun, n'importe le parti ou la nation, dont il n'ait reçu des marques de considération et dont on ne trouve des lettres dans les papiers de Nicaise. Ce sont les lettres écrites par lui, ou qui lui ont été adressées, qui sont dues aux investigations de Prunelle; elles sont dignes par leur intérêt, de toute l'importance qu'il leur accordait.

Vers la même époque environ, il se fit éditeur des *Remarques inédites du président Bouhier, de Breitinger et du père Oudin sur quelques passages d'Horace, avec une lettre sur l'Art poétique et sur la satire IV*, liv. II.

Ces dissertations, dont les manuscrits furent adressés à

la bibliothèque impériale, sont très-estimées des critiques et des philologues.

« L'érudition, a dit avec justesse Réveillé-Parise, n'accable que les esprits faibles; elle alimente, fortifie les esprits vigoureux. » Aussi les travaux littéraires, loin de faire oublier à notre collègue les études spéciales, les devoirs de sa profession, lui permirent de les poursuivre avec plus d'élévation dans les idées, avec une culture plus complète de l'intelligence. Ce n'est pas toutefois sans hésitation, ainsi qu'il l'exprime lui-même dans plusieurs de ses écrits, qu'il avait accepté ces missions temporaires ; obéissant à Chaptal, c'est par reconnaissance, c'est pour servir l'école de Montpellier, qu'il s'était si longtemps occupé de bibliographie.

Entré, en 1800, dans la médecine militaire, déjà il avait fait plusieurs campagnes difficiles, il avait accompagné nos soldats dans les expéditions sur le Rhin, dans les Alpes, en Allemagne, en Italie ; ses services lui avaient valu le grade de médecin principal du 3e corps de la grande armée ; c'est alors, c'est dans les camps qu'il rencontra l'hélléniste, plus tard le pamphlétaire Paul Louis Courrier ; les circonstances singulières de leur liaison sont dignes d'être mentionnées.

Pour se soustraire à l'ennui, au désœuvrement de la vie du bivouac, Prunelle, un jour, se promenait hors des lignes, tenant à la main un livre qui le fixait sans partage : tout à coup il s'arrête, heurté violemment dans sa marche par un officier d'artillerie venant dans le sens opposé, et qui sous l'empire des mêmes préoccupations, ne l'avait point aperçu. Le premier mouvement, les premières paroles expriment la mauvaise humeur ; mais les deux champions s'apaisent bientôt, lorsque pour excuses ils présentent le charme d'une lecture qui les absorbait ; ils s'interrogent, ils regardent, l'un et l'autre, ils traduisaient l'Odyssée d'Homère : dès cet instant, ils furent amis.

Vers la fin de 1805, Prunelle est rappelé à Paris en qualité de médecin principal de l'hôpital du Val-de-Grâce ; ce poste honorable qu'il n'a point sollicité, lui permet d'expérimenter sur un vaste théâtre, la sagesse de ses doctrines médicales, et de produire au grand jour son habileté pratique.

Attentif auprès des malades, digne et ferme vis à vis de ses égaux et de ses inférieurs, il montre pour ses chefs une déférence, un respect qui ne descendent jamais jusqu'à l'obséquiosité. Au risque de déplaire, il conserve son indépendance, sa franchise de langage, ne craignant pas de contredire même les plus puissants, lorsqu'il est sûr d'être dans la vérité : l'empereur Napoléon premier, visitant un jour le Val de Grâce, traversant la pharmacie, goûte un extrait de quinquina que le hasard a placé sous sa main ; puis il se retourne brusquement vers le médecin, et exprime un blâme sur la qualité et la préparation de ce remède. — Sire, répond Prunelle, sans se déconcerter, l'expérience et l'habitude me permettent ici d'être bon juge : j'ose donc n'être pas de l'avis de Votre Majesté. Cet incident n'eut pas de suites.

Ayant retrouvé dans la capitale son ancien camarade Double qui, jetant les bases de sa grande réputation, dirigeait comme rédacteur en chef le *Journal de médecine de Sédillot*, Prunelle lui fournit des articles variés de physiologie et de pathologie interne. Double que Barthez honorait d'une protection et d'une estime particulière, présenta son ami à leur maître commun. Ce dernier accueillit avec une haute considération un disciple qui, comme lui, savait discuter en cinq langues.

Corvisart, Desgenettes, Cabanis, Hallé, Pinel qui avaient apprécié son mérite, provoquèrent sa nomination, lorsqu'il fut appelé à une chaire d'*histoire de la médecine et de médecine légale*, dont il prit possession à Montpellier en novembre 1807. La classe des sciences physiques et mathématiques de l'Institut, aussi bien que l'école elle-même, l'avaient désigné à l'unanimité pour ces fonctions.

Le nouveau professeur, en vertu d'un arrêté du 28 fructidor, an XI (1803), était chargé, depuis longtemps, du cours de *bibliographie* dans la Faculté, mais ses missions extérieures ne lui avaient pas permis d'aborder encore l'enseignement ; c'est Dumas qui l'avait remplacé tandis qu'il accomplissait ces recherches laborieuses qui ont valu à Montpellier des manuscrits, des ouvrages originaux d'une immense valeur, qui, de trois mille ont porté à trente mille, le nombre des volumes qui enrichirent la bibliothèque de l'école.

Pour achever son œuvre, Prunelle, pendant plus de huit années, consacra régulièrement plusieurs heures par jour, à reconnaître, disposer avec ordre les ouvrages de son choix ; il voulut être et il fut le principal organisateur de la bibliothèque créée, en quelque sorte, par ses soins persévérants.

A l'exemple de Van Swieten, jaloux de son titre de bibliothécaire plus que de toutes les autres dignités dont l'avait comblée Marie-Thérèse, le professeur de Montpellier ne se décida jamais à quitter les travaux de bibliographie; il venait leur demander la diversion , les instants de repos que commandait sa santé.

La nature de son enseignement se trouva en harmonie parfaite avec ses études préliminaires , ses goûts les plus vifs, ses connaissances les plus positives. Esprit généralisateur au premier degré, après avoir puisé aux sources les plus certaines, il imprima à ses leçons un heureux caractère de solidité et de profondeur. Dans ses cours sur l'histoire de la médecine , il traçait méthodiquement sa route pour arriver à la vérité, au milieu du tourbillon des doctrines, à travers les différents âges d'une science qui a soulevé tant d'opinions, tant de controverses. Sans solliciter l'imagination de ses élèves , il s'adressait à leur jugement : il savait à propos frapper leur attention, lorsque dans ses récits, s'attachant de préférence aux anciens, donnant essor à son immense érudition, il considérait d'une manière générale, ou bien décrivait plus minutieusement un mode de civilisation qui, suivant ses propres paroles , veillait sans cesse à la santé du corps et à l'élévation de l'âme. Il se plaisait à commenter la harangue de Galien, de Pergame, exhortant ses disciples à apprendre les beaux arts. Les leçons mûrement réfléchies, préparées à l'avance, n'étaient pas, il est vrai, à la portée du plus grand nombre des assistants ; elles supposaient une instruction première très-variée ; s'il n'attirait pas tous les élèves, il avait dans son auditoire les sujets d'élite.

Sa parole, d'une exactitude scrupuleuse dans l'exposé des faits, n'était pas exempte de longueurs ; le mérite de son enseignement se révélait non par l'élégance d'une brillante élocution, mais par la supériorité de ses vues, par les applications heureuses de son érudition à la science médicale, ou bien aux sciences économiques. On peut le juger par la plupart des ouvrages qu'il nous a laissés : tous portent ce cachet distinctif. Ces productions sont peu connues dans le monde médical, elles se recommandent cependant par des qualités qui leur assurent une place honorable dans les bibliothèques bien choisies. Elles n'ont jamais été classiques, elles ne touchent pas à des questions de doctrines que le temps modifie ou jette dans l'oubli, après une célébrité plus ou moins bruyante, suivant les systèmes qui viennent à triompher dans les écoles. Je n'appellerai votre attention que sur quelques-unes de ses œuvres, les principales, à mon avis.

La première en date (1800) porte le titre modeste de *Fragments pour servir à l'histoire des progrès de la médecine dans l'Université de Montpellier.*

Dans cet essai, Prunelle annonce son inclination pour les études historiques. Parcourant les fastes de l'école, il suit avec un sens pénétrant et observateur, la filiation chronologique des hommes et des systèmes. Il montre l'influence que les progrès du temps, que les découvertes successives ont exercés sur la médecine pratique, il s'efforce de déterminer l'action de l'université de Montpellier sur le mouvement scientifique général. En acquittant une dette de reconnaissance envers ses maîtres et leurs illustres devanciers, il ne renonce point au droit de critique, il formule son opinion personnelle, et ne craint pas de signaler les imperfections et les erreurs qu'il rencontre dans son examen. S'il n'a pas fourni un travail complet, il a rassemblé des éléments épars, inconnus, dont d'autres sauront tirer parti, sans lui rendre peut-être la justice de le citer. Ces observations peuvent s'appliquer également à ses études *sur la médecine des Arabes*, qui renferment des considérations de l'ordre le plus élevé, et ont rendu faciles pour quelques auteurs, des travaux d'érudition sur la médecine du moyen âge.

Un mémoire fort curieux, intitulé : *Recherches sur le sommeil léthargique, auquel certains animaux sont sujets pendant la saison hivernale*, présenté et lu à l'Académie des sciences, obtint l'insigne honneur d'être inséré dans les *Annales du Muséum d'histoire naturelle*, et constitue encore un des travaux les plus complets que nous possédions sur cette question physiologique.

C'est l'observation expérimentale seule qui a dirigé l'auteur dans la solution de ce problème, dans l'étude de la chaleur animale, de l'engourdissement, des phénomènes d'absorption et de sécrétion qui se produisent, et constituent un état exceptionnel, mais non un état pathologique. Les changements qui s'opèrent dans les conditions vitales, leurs causes, leur mécanisme, leurs conséquences, sont expliqués suivant les exigences des lois harmoniques de la nature. Les remarques de Prunelle ont été répétées, vérifiées, et depuis lors, généralement admises comme très-exactes. Il a élucidé le premier, un certain nombre de faits bien connus, mais dont les naturalistes, Buffon lui-même, ne s'étaient pas rendu compte d'une manière scientifique. On s'était contenté, avant lui, de noter simplement cette particularité, en décrivant les mœurs, les habitudes des animaux hibernants. Le plus bel éloge que je puisse faire de cette publication est de rappeler qu'elle fut imprimée sur l'avis et avec l'approbation des professeurs du Jardin-des-Plantes, Brisson, Geoffroy Saint-Hilaire, Lacépède et Cuvier.

Le professeur Gavarret, de Paris, qui a repris, dans ces derniers temps, ce point de physique médicale : *de la production de la chaleur chez les animaux hibernants*, s'est appuyé fréquemment de l'autorité de Prunelle, dont il rapporte les observations en même temps que celles de Mangili et de Saissy, notre compatriote.

Lorsque Prunelle écrivit le traité de l'*Influence exercée par la médecine sur la renaissance des lettres*, il était professeur à Montpellier. Ce sujet, texte de dissertations nombreuses, a été abordé par lui avec une distinction et un talent qui fixèrent l'attention publique. Il a été remis, en quelque sorte, à l'ordre du jour par les modifications introduites naguère dans le système de l'enseignement en France.

Ce médecin se plaçant à un point de vue philosophique très-élevé, démontre, par cette œuvre aussi remarquable dans sa substance que dans sa forme, que la science des choses tient plus qu'on ne semble le croire à celle des mots. Les fortes études littéraires sont le *nécessaire* de la vie intellectuelle ; elles fortifient l'esprit et peuvent seules le disposer à comprendre le beau et le grand. La philosophie, la connaissance des œuvres de tous les grands maîtres dans l'art de penser et d'écrire, sont aussi indispensables au médecin que l'étude des sciences physiques. Par ses développements et ses preuves, c'est là une réponse concluante adressée aux réformateurs qui veulent, si je puis m'exprimer ainsi, *matérialiser* l'instruction sous prétexte de la rendre pratique, positive, de la mettre en rapport avec les formes, les besoins de la société. Le meilleur médecin, ne sera jamais le plus profond des chimistes ou le plus savant des physiciens, mais celui qui, joignant à la connaissance générale des sciences naturelles, les données philosophiques les plus larges, saura, par le raisonnement et l'expérience réunis, déterminer ou prévoir avec plus de justesse les phénomènes vitaux si complexes par leurs éléments et leurs manifestations.

C'est un écrivain également versé dans les sciences et dans les lettres, dont on ne récusera pas la compétence, qui parle, et qui, par son propre exemple, donne la preuve des immenses services qu'une vaste littérature est capable de rendre à la cause du progrès. Cette composition fut accueillie, jugée avec une extrême faveur. Plusieurs années après son apparition, en 1813 et en 1814, la critique et la presse s'en occupaient encore : le docteur Moreau, de la Sarthe, l'analysait dans les colonnes du *Moniteur*, qui alors toujours sérieux, ne publiait pas des romans dans ses feuilletons. Cet ouvrage, disait le professeur de la Faculté de médecine de Paris, donne une grande idée du goût de l'auteur et de son érudition sur diverses matières qui sont rarement de la compétence des médecins.

Chaque fois que Prunelle inaugurait un cours, il commençait par embrasser dans son ensemble le sujet qu'il devait traiter ; avant d'arriver aux particularités, son esprit synthétique aimait à planer, à considérer les questions dans de véritables prolégomènes, sous leur aspect le plus général ; c'est ainsi que, pour l'ouverture d'un cours de médecine légale, il prépara le travail imprimé plus tard avec le titre : *De la Médecine politique et générale, et de son objet ; de la médecine légale en particulier, de son origine, de ses progrès et des services qu'elle rend aux magistrats.*

Abandonnant les routes connues ou frayées, il est le premier, et peut-être le seul, qui ait professé en France un cours de police médicale. Ce cours nous a valu la belle dissertation : *De l'Action de la médecine sur la population des états.*

N'attendez pas de moi, Messieurs, une froide analyse de ces écrits ; elle serait peu propre à vous faire juger de leur mérite et de leur importance : le choix des sujets a permis à l'écrivain de déployer les ressources de son érudition. Il trouve de puissants auxiliaires dans ses connaissances historiques pour affermir ses raisonnements et ses preuves ; montrant par la statistique, l'action de la médecine sur le bien-être des populations, il établit l'utilité de son intervention permanente. L'économie politique, les législations comparées antiques et modernes, l'examen approfondi de Malthus, de Smith, de J.-B. Say, dont il partage les doctrines, les observations, les récits des voyageurs Anderson, Bruce, Mungo-Park, lui servent de point de départ ou de guide ; il a soin de préciser les sources où il a puisé, les autorités sur lesquelles il s'appuie pour justifier ses assertions, pour tirer une conséquence ; il ne dissimule pas les opinions contraires aux siennes. Faisant remarquer que la médecine se lie intimement, par des voies très-nombreuses, à toutes les conditions sociales, et en particulier aux arts, aux industries qui exercent une si grande influence sur l'existence et la richesse des nations, il s'applique à l'étude des maladies du corps social et des maladies du corps humain. Il réunit tous les faits qui, dans l'étude de l'homme, peuvent se rattacher aux sciences médicales, en le considérant dans le sens des races, sous le point de vue des relations avec le milieu qu'il habite, et des agents extérieurs qui développent, altèrent ou modifient son être. A l'instar de Chaptal, il tend à faire descendre les vérités théoriques, dans le domaine des applications usuelles. En résumé, dans les principes adoptés, dans les mesures proposées, c'est la vérité qu'il cherche, c'est le progrès de la civilisation qu'il appelle.

Ces mémoires, plus riches par les pensées et les faits que par le nombre des pages, n'ont rien perdu de leur intérêt, bien qu'une multitude de livres plus volumineux aient été composés sur les mêmes matières. Les publications récentes, spéciales de Marc, Devergie, Tardieu, Villermé, Fodéré, Benoiston de Châteauneuf, Moreau de Jonnès, Dehaussy de Robecourt, etc., etc., ne feront point oublier les écrits dont nous parlons.

Je ne saurais omettre ici la belle monographie dédiée au professeur Hallé, de Paris, *Sur les Etudes des médecins, leur connexion et leur méthodologie*. L'auteur lui-même avait pour cette œuvre une prédilection toute particulière; elle est en quelque sorte le complément et la preuve du traité *De l'Influence de la médecine sur la renaissance des lettres*. Exposant les qualités indispensables à ses yeux pour constituer le véritable médecin, passant en revue les connaissances qu'exige un art auquel il porte un respect et un amour profonds, il établit des combinaisons, des rapprochements entre la science médicale et les diverses sciences humaines, il compare entre elles les différentes branches de l'art de guérir pour démontrer les inconvénients, les vices des divisions qui ont été faites. Se livrant à l'examen des facultés de l'homme, non d'une manière abstraite, mais pour conduire à une application méthodique, rationnelle, il étale dans ces études une abondance d'idées, une philosophie, qui, de prime abord, peuvent sembler un défaut. L'auteur ne se perd jamais, il est vrai, dans l'étendue et la variété de ses réflexions ; mais si le lecteur n'est pas très-attentif, s'il ne suit pas avec un très-grand soin la marche du discours et ses digressions naturelles, il est exposé à ne pas les comprendre, et quelquefois même à s'égarer. Cet écrit porte le cachet élevé, distinctif, de l'école de Montpellier, qui, dérogeant à ses habitudes traditionnelles, n'hésita pas à en adopter les conclusions, après une délibération spéciale. Quelques-unes des remarquables publications médico-psychologiques de l'illustre professeur Lordat, prouvent que les principes, les sentiments formulés par Prunelle, sont encore de nos jours, la base, le point de départ de l'enseignement médical de la docte Faculté.

J'arrive à l'*Éloge funèbre du professeur C.-L. Dumas*, prononcé dans une assemblée publique de la Faculté de médecine, à la fin de 1813. C'est également une décision expresse de l'école qui invita Prunelle à le faire imprimer.

Ce morceau oratoire assure à l'auteur une place distinguée parmi les penseurs et les écrivains de la science médicale ; il est supérieur à la plupart des compositions de ce genre. La manière habile dont les faits sont présentés, donne une noble idée du panégyriste aussi bien que de l'homme auquel il est rendu hommage. Elargissant le cadre de son sujet, notre confrère aborde les plus hautes questions philosophiques et leur accorde de grands développements, soit dans le corps même de l'ouvrage, soit dans les notes intéressantes qui l'accompagnent.

On peut ne pas adopter ses principes, mais il est impossible de ne pas reconnaître la justesse des conséquences qui en sont déduites : c'est en même temps une profession de foi et une apologie. Suivant le précepte d'Hippocrate, la médecine est ici transportée dans la philosophie, et la philosophie dans la médecine. Repoussant ces théories étroites qui n'ont souvent d'autre effet que de jeter le doute ou de conduire à des interprétations erronées, Prunelle proclame et démontre la nécessité d'une doctrine qui tienne compte des divers éléments qui concourent au mouvement vital.

Lorsque tous les arts reposent sur des règles qui leur sont propres, créées en généralisant les leçons de l'expérience, serait-il possible que la médecine seule marchât sans appui ? qu'elle profitât des leçons de l'observation sans guider sa conduite sur des bases générales, sans être soumise à quelques chefs principaux qui établissent la vérité des découvertes et la sagesse des raisonnements ?...

L'auteur se déclare spiritualiste comme Haller, Grimaud, Barthez et Dumas ; il recherche la valeur intrinsèque et les applications pratiques de la doctrine de Montpellier. Les phénomènes de la vie ne sauraient se rattacher tous aux propriétés de la matière, à la physique générale, à la chimie. Il aide à la ruine du système de Boerhaave, déjà battu en brèche par Stahl, par Bordeu et tous les médecins de cette école. Pour expliquer la vie, il admet deux propriétés qui président à ses actes : le principe de la sensation et le principe du mouvement : le mot *principe vital* sert à désigner ces abstractions admises également pour l'étude, par Bichat, Cuvier et Broussais lui-même.

Les esprits sérieux iront puiser dans ce travail la connaissance exacte des doctrines de Barthez et de Dumas, mal comprises trop souvent de nos jours, lorsqu'elles ne sont pas interprétées ou exposées par des maîtres tels que Lordat, Golfin et Jaumes. Pour exprimer un bon jugement, il convient de posséder des éléments rigoureux de comparaison, ce travail les fournit : il démontre d'autre part, l'importance que l'école du vitalisme, a toujours accordée à l'exploration des organes, aux éléments extérieurs, aux découvertes récentes, aux sciences accessoires, qu'on l'a accusée d'ignorer ou de négliger. Les hommes prévenus ou peu éclairés ont pu seuls reprocher à Barthez, à Dumas et à leurs disciples d'avoir abandonné, en médecine, l'examen et l'étude des faits pour leur substituer les abstractions métaphysiques.

Cet éloge restera comme une œuvre sérieuse de philosophie médicale, comme un monument érigé à la gloire d'un médecin de génie par un de ses élèves reconnaissants.

Si Prunelle était pénétré de la nécessité de généraliser les faits sous peine d'arrêter les progrès de la science, si la meilleure méthode, à son avis, était de réduire, de simplifier le nombre de ses lois, il ne pensa jamais qu'il fût rationnel, qu'il fût possible de les réduire à une seule. C'est là ce que prouvent les articles insérés par lui jusque dans les *Annales de la médecine physiologique*. Demeurant fidèle à la doctrine de ses premiers maîtres, il rend justice aux travaux du professeur du Val-de-Grâce, il note leur heureuse influence sur le mouvement scientifique. En louant le hardi novateur, il n'épargne pas la critique à quelques-unes de ses propositions fondamentales. L'expérience est venue sanctionner le jugement formulé lorsqu'il protestait contre un enthousiasme irréfléchi, et préparait le retour des esprits vers la médecine hippocratique.

Ce n'est point par hasard ou par complaisance que Prunelle a attaché son nom à la traduction des œuvres de Thomas Sydenham par Jault. Si dans une belle notice sur le savant docteur anglais et sur ses travaux, placée en tête de cette nouvelle édition, il a fait valoir dans notre langue les écrits de ce grand praticien, c'est qu'il y avait entre eux solidarité de principes, c'est que Sydenham était à la fois dogmatiste et empirique par son talent à observer, son habitude de ne consulter que la nature, et sa tendance à ne conclure que sur des observations générales multipliées.

Soutenu par votre bienveillance attentive, je poursuivrais, Messieurs, l'examen des productions dues à la plume exercée de notre confrère ; ayant à parler devant des médecins, je trouverais dans cette circonstance des motifs pour légitimer ces études, pour faire excuser de pareilles longueurs ; mais, je m'arrête à cette revue qui vous permettra d'embrasser, soit l'esprit général de toutes ses publications, soit la portée scientifique de l'écrivain et du professeur.

Bornant son ambition aux honneurs de la chaire, attaché aux devoirs de sa profession, médecin des hôpitaux, il refusa un des postes les plus considérables de l'Université, celui d'inspecteur général des Facultés de médecine, qui lui avait été offert par le grand maître de Fontanes.

Lorsque ces fonctions éminentes lui furent proposées, Prunelle avait prouvé déjà que toutes les questions concernant l'enseignement supérieur lui étaient familières; elles avaient été de sa part l'objet d'études approfondies, elles se trouvent, en effet, traitées avec une logique et une science remarquables dans une série de mémoires intitulés : *Lettres à M. le baron de Gérando sur l'organisation future des écoles de médecine, et sur l'exercice de l'art de guérir en France : Qu'est-ce que le docteur en médecine? Qu'est-ce que le docteur en chirurgie? Qu'est-ce que l'officier de santé? Qu'est-ce que les pharmaciens reçus par les écoles et par le jury?*

Ces lettres firent parmi les membres de l'Université une sensation profonde : elles signalaient les imperfections, les vices du mode d'instruction suivi en France, ses conséquences fâcheuses sur les études et la pratique médicales; elles ont exercé une action incontestable sur les changements successifs introduits parmi nous. Les réformes opérées dans le système de l'enseignement, dans l'organisation des écoles, et la distribution des grades, sont, pour la plupart, indiquées, réclamées dans cet ouvrage. On a largement emprunté non seulement aux principes généraux, mais aux vues particulières, aux mesures d'application proposées par Prunelle. Les hommes qui ont eu l'avantage de réaliser des plans conçus avant eux, ne peuvent pas s'en attribuer la gloire, et cependant, le nom de notre confrère qui les a si puissamment servi, n'a pas même été prononcé dans les rapports, dans les actes qui ont amené ces modifications essentielles.

Épuisant en quelque sorte cette importante question, réclamant pour les professeurs l'indépendance et les garanties qu'ils étaient en droit d'obtenir à cause de l'importance de leurs services et de leurs travaux, Prunelle publia plus tard, sous ce titre : *Du Principe de la libre concurrence dans son application au choix des professeurs des écoles de médecine*, un écrit dans lequel il présente le concours comme le moyen le plus sûr de discerner le mérite, de soustraire à la faveur ou à l'intrigue les fonctions du professorat. L'ensemble des conditions exigées par lui est suffisant pour éviter le triomphe des médiocrités ignorantes ou hardies. Cette thèse a été discutée, depuis lors, un très-grand nombre de fois par des auteurs compétents et convaincus; aucun d'entre eux n'a fait valoir des arguments nouveaux, aucun n'a ruiné la valeur des preuves que Prunelle a fournies pour soutenir son opinion.

Fort de son amour pour la science, l'estime et l'amitié de Broussonnet, de Candolle, de Bérard et de Delpech le soutenaient, il avait dédaigné les attaques de ses rivaux, et n'avait pas craint de s'engager dans une lutte très-vive contre des adversaires redoutables, lorsque les passions politiques, la fierté de son caractère, son ardeur imprudente pour la vérité vinrent briser sa position officielle. Il ne m'est pas permis de passer sous silence l'histoire de cette période agitée de sa vie : Je remonte aux causes.

L'illustre de Candolle, doyen de la Faculté des sciences de Montpellier durant les cent jours, accusé de bonapartisme, avait donné sa démission en 1816 et s'était retiré à Genève, sa patrie, pour se soustraire à une surveillance, à des vexations injurieuses.

Après une longue vacance, le recteur de l'Académie, Blanquet du Chayla voulut entrer en possession du bel hôtel appartenant à la Faculté et qui était réservé au professeur de botanique; Prunelle fit une opposition active, voulant maintenir les priviléges, ou plutôt les droits de la Faculté.

Déjà, il était signalé pour ses sentiments et sa conduite durant les années 1814 et 1815 : voyant la France menacée de l'invasion des étrangers, Corse et Dauphinois par le sang qui coulait dans ses veines, il s'était rendu dans le département de l'Isère, s'était mis en rapport avec le savant baron Fourrier, alors préfet; appelant aux armes ses concitoyens, il avait lancé une chaleureuse proclamation pour les exciter à la défense de l'indépendance et de l'intégrité du territoire. Cet acte de patriotisme n'était pas un titre à la bienveillance des hommes en faveur; dans les moments de transition et de crises, nous avons vu plus d'une fois, même dans les hautes régions du pouvoir, les passions et les faiblesses humaines étouffer la voix de la modération et de la sagesse. Prunelle, placé dans la catégorie des suspects, avait résolument tenu tête à l'orage, lorsqu'on voulut le rendre responsable de la fermentation qui régnait, de quelques désordres qui éclatèrent à Montpellier en février 1819. Les étudiants ayant sifflé au spectacle une pièce de comédie attribuée à M. Creuzé de Lesser, préfet de l'Hérault; ce magistrat, d'un commun accord avec le recteur de l'Académie et le docteur Royer-Collard, inspecteur général des études, fit fermer les cours de l'école; et sans preuves, dénonça le professeur Prunelle comme l'un des instigateurs de ces troubles.

L'occasion paraissant favorable, on encouragea d'anciennes prétentions; des haines, assoupies mais non pas éteintes, se réveillèrent; on dirigea contre Prunelle des armes perfides, elles devaient le frapper dans son honneur. Professeur, il avait refusé de céder la direction de la bibliothèque, mise sous sa surveillance spéciale en vertu de l'arrêté de vendémiaire an IV; se trouvant en concurrence avec le docteur Ménard, désigné comme bibliothécaire par une décision ministérielle de 1808, il avait conservé les prérogatives de sa position et le logement qui en dépendait. Ce fut là encore une des causes de sa mésintelligence avec le recteur, dès les premiers jours de la Restauration. En butte à un système de persécutions calculées, on commença par le priver de ses appartements pour lui retirer bientôt après les clés de la Bibliothèque : on ne craignit pas de l'accuser de dilapidations commises dans le dépôt confié à sa garde; d'autres griefs lui furent imputés aussi légèrement; et sous ces prétextes vains et mensongers, le Conseil de l'Instruction publique, composé de ses ennemis, le suspendit, sans l'avoir entendu, de ses fonctions de professeur, le 3 mai 1819. Alors, d'accusé il se fit accusateur, il réclama avec énergie un jugement qu'il ne put obtenir; il en appela à l'opinion du pays, demanda une enquête qui lui fut refusée. Dans son indignation, donnant essor au cri de sa conscience, il publia des Mémoires justificatifs dont la franchise et la hardiesse lui valurent une complète destitution.

Je regrette d'avoir à vous entretenir de faits de cette nature ; j'ai lu avec attention la fameuse *Lettre à M. Blanquet du Chayla, recteur de l'académie de Montpellier*, qui fit un si grand bruit, puis cette brochure inspirée par les mêmes événements : *De l'État des hommes de lettres et des hautes écoles sous le régime actuel de la Commission de l'Instruction publique* ; il est impossible de déployer plus de logique dans la discussion, plus de bonne foi dans l'exposé du sujet, et en même temps plus de dédain et d'ironie contre ses accusateurs ou contre ceux qu'il appelait leurs complices. L'esprit mordant, le caractère incisif, la juste indignation de Prunelle se révèlent dans ces deux écrits. Pour ces motifs, ils conserveront toujours quelque intérêt, ces faits offrent, d'autre part, d'utiles leçons.

Blanquet du Chayla et le docteur Royer-Collard furent vainqueurs dans cette lutte ; mais froissés, meurtris par ces attaques vigoureuses, ils ne triomphèrent pas dans l'opinion publique. Si Prunelle eut le chagrin d'entraîner dans sa disgrâce son ami Victor Broussonnet, privé de sa charge de doyen, il eut l'honneur d'être défendu par Bérard et Delpech, et plus tard, il jouit de la satisfaction de voir les professeurs qui avaient eu la faiblesse de se laisser entraîner, de céder aux exigences de l'autorité, regretter cette timide condescendance. Lorsque les jours de la réparation furent venus, en 1830, nommé professeur honoraire il déclina cette dignité, ne reconnaissant plus pour collègues des hommes qui avaient souscrit ou même qui avaient aidé à une injustice flagrante.

Toujours sous l'empire de ces impressions, notre confrère, qui ne partageait ni les sentiments des royalistes, ni ceux des doctrinaires, avait encore poursuivi ses adversaires de ses traits acérés dans la brochure : *de l'Envahissement de la Faculté de médecine par les jésuites, son influence sur les mœurs des médecins.* Cette critique hardie est une page curieuse de la vive polémique du temps, elle marque la disposition des esprits, si elle n'indique pas chez l'auteur l'oubli des offenses et la charité qui pardonne.

« L'estime générale (m'écrivait naguère un honorable « professeur de la Faculté de Montpellier qui m'a com« muniqué une partie de ces renseignements) accompa« gna Prunelle dans sa retraite. Personne n'a jamais « cru, même parmi ses ennemis les plus acharnés, à « des imputations calomnieuses qui ne se produisirent « que dans l'ombre. C'était une machine de guerre ma« nœuvrée par des rivaux. »

Le bibliothécaire, bien que responsable, n'était pas le seul qui pût disposer des livres, qui eût son entrée franche dans les salles de dépôts. La plupart des professeurs, quelques étrangers même jouissaient de ce privilége et en usaient sans contrôle. L'ordre et la surveillance étaient impossibles dans de telles conditions. Le tort, le seul tort de Prunelle est d'avoir accepté une situation compromettante dont il n'ignorait pas les dangers. Mais, peut-être dans sa confiance préférait-il, suivant les paroles de Jean Grôlier, le secrétaire de François Ier, s'exposer à la perte d'un livre plutôt que de courir la chance de priver un homme de la facilité de s'instruire. Un tel état de choses aurait rendu illusoires les précautions et les soins du bibliothécaire le plus vigilant.

Le professeur révoqué fut l'objet de nombreuses ovations, on se glorifiait d'être de son parti, aucun acte de l'autorité n'essaya de troubler le triomphe de l'homme officiellement frappé. A Montpellier même, une médaille lui fut décernée avec cet exergue : *Scientiæ et virtuti.* Sa disgrâce éclatante accrut la considération dont il jouissait.

Tels furent les événements qui enlevèrent Prunelle à la carrière du professorat pour le porter exclusivement vers la pratique médicale ; telles furent les circonstances qui le conduisirent à Lyon, où des amis et des partisans dévoués l'appelèrent. Avant de se fixer dans notre ville, il entreprit et accomplit de longs voyages : dans des excursions en Italie, en Allemagne, en Angleterre, il fut reçu avec distinction par les hommes les plus éminents. Cet accueil flatteur lui parut une protestation contre l'arbitraire dont il était victime. Il poursuivit une série d'observations comparées sur les langues, la science, les arts, l'administration et l'économie politique dans ces diverses contrées.

Pour que la tâche fût convenablement remplie, ce n'est pas moi, Messieurs, qui devrais être chargé de rappeler ici les qualités, l'aptitude médicale, l'habileté pratique que Prunelle a montrées parmi nous dans l'exercice de sa profession. Ce sont nos doyens et nos maîtres qui pourraient retracer la certitude de son diagnostic, la prudence de ses conseils, la sagesse de ses décisions. D'emblée, la voix publique l'éleva au premier rang; il marcha de pair avec les Sainte-Marie, les Bouchet, les Baumers, les Viricel, les S. Gilibert, les Richard de Laprade, qui l'avaient admis au sein de notre Société de médecine, avec les sentiments de cette noble confraternité dont ils ont toujours donné l'exemple.

Partisan de la médecine hippocratique, attendre, ne voulait pas dire pour lui rester inactif; il surveillait les mouvements, les efforts de l'organisme, jusqu'à ce qu'il pût les aider. S'il temporisait, c'était afin de porter, le moment favorable venu, un coup plus rapide et plus sûr, en administrant, d'une main hardie, les médicaments les plus héroïques. Sa thérapeutique plus complexe que celle de nos jours, indiquait le disciple de Vigarous, de Pétiot et de Fouquet. Dans les diverses fièvres graves, comprises actuellement, pour la plupart, sous le nom de fièvres typhoïdes, dans les accidents pernicieux, ce n'est pas l'élément inflammatoire qu'il redoutait en première ligne, et qu'il s'appliquait surtout à combattre; c'est dans les agents spéciaux, sinon spécifiques, dans les anti-périodiques, le quinquina et ses préparations, c'est dans les modificateurs du système nerveux, dans les anti-spasmodiques, etc., qu'il avait coutume de chercher alors les moyens curatifs les plus efficaces à son avis.

Le traitement des maladies chroniques, cette pierre de touche du véritable praticien, démontrait la fécondité de son esprit aussi bien que la variété de ses ressources. Saisissant les rapports de certains phénomènes qui, malgré leur importance, échappent trop souvent aux yeux du médecin inexpérimenté, il mettait à profit, dans ces cas, l'hygiène, le régime, les sentiments, les passions même des malades, aussi bien que la matière médicale et la pharmacie; il donnait, en général, la préférence aux médicaments administrés dans les conditions les plus simples, c'est-à-dire sous la forme qui se rapproche le plus de l'état dans lequel la nature les fournit.

Par son autorité, par sa parole, par son attitude, Prunelle s'appliquait à soutenir, à relever le moral de ses malades; luttant avec persévérance, il ne semblait jamais désarmé, bien que trop souvent, il eut aussi la douleur de voir ses efforts impuissants. Une sagacité prévoyante, un tact exercé le dirigeaient dans le choix thérapeutique, dans l'application des méthodes ou des procédés, et devenaient les éléments essentiels de ces guérisons heureuses, inattendues, qui sont véritablement le triomphe et la jouissance de notre art. Ses succès décidèrent rapidement la confiance dans sa ville adoptive. Sa considération ne venait que de lui-même; pour l'accroître, ou pour étendre sa clientèle, il se garda bien de descendre à des concessions, à des actes que la délicatesse ne réprouve pas toujours, mais qu'il considérait comme indignes de son caractère, comme incompatibles avec ses doctrines. En tout temps, en toutes choses, et c'est là un titre puissant à notre estime, ses convictions, sa conduite présentèrent un accord parfait.

Dès sa première jeunesse, initié par Volney, Lanjuinais, Destutt de Tracy et Cabanis aux idées libérales, il se montra sous la restauration, un de leurs plus ardents défenseurs. Dans les rangs de l'opposition sous le gouvernement de Charles X, la révolution de 1830 le trouva sur la brèche ; elle lui offrit les rênes de. la municipalité lyonnaise, il accepta sans ambition et sans crainte, comme avaient fait avant lui, dans d'autres instants difficiles, les médecins Carret, Emmanuel Gilibert, et Vitet, d'honorable mémoire.

Ce n'est ni le temps ni le lieu d'entrer dans l'histoire des évènements et des orages, suites inévitables des crises politiques. Prunelle, par ses fonctions administratives, fut nécessairement mêlé à tous les mouvements qui se produisirent parmi nous ; s'il assuma sans hésiter la responsabilité de certaines mesures qui, en plus d'une circonstance, soulevèrent contre lui l'opinion du peuple, bon dans ses instincts, mais facile à séduire, c'est que magistrat il n'abandonna pas les voies pacifiques et légales pour assurer le succès de la justice et le respect du pouvoir. La fermeté, la prudence ne lui firent pas défaut pour surmonter les obstacles que la suspension du travail ajoutait à la gravité de la situation. Il ne céda ni aux menaces ni aux erreurs de la multitude égarée, dont il défendait les intérêts sans autre préoccupation que celle de faire le bien, et de se montrer digne de la mission qui lui était départie. Avant d'énumérer ses services, ceux du moins qui sont plus particulièrement de notre compétence, il importe, pour faire apprécier sa conduite, de remonter aux principes qui ont dirigé sa vie publique.

Il appartenait à l'école de ces économistes qui, en politique, pensent que pour arriver au progrès et assurer en même temps la stabilité des institutions, il faut qu'un gouvernement repose sur l'état moral de la société elle-même. Comme l'a dit Cabanis, il ne croyait pas la pratique de la liberté aussi facile qu'elle peut le paraître. C'est au régime constitutionnel, posé sur de larges bases, qu'il s'était rallié sans partage.

C'est dans la classe moyenne, parvenue par son travail et son intelligence, qu'il voyait l'élément principal sur lequel devait reposer le gouvernement pour offrir des garanties d'ordre, et amener le développement successif de la liberté commune ; la bourgeoisie seule, suivant lui, était capable de comprendre et d'exercer ses droits, sans être dominée par des préjugés anciens, sans se laisser tromper par des illusions entraînantes ou des passions dangereuses, qui conduisent fatalement à commettre des excès, ou à se donner un maître.

Ainsi que l'a exprimé l'historien Mignet, il désirait l'alliance d'une nation libre sous la monarchie, et d'un roi puissant sous la liberté. C'est à ces beaux résultats qu'il voulut concourir ; que, dans la sphère qui lui était tracée, il consacra son dévoûment et ses efforts.

Pour amener le triomphe de ces principes, la condition première était, à ses yeux, l'instruction populaire ; aussi songea-t-il à la favoriser, à l'établir sur une vaste échelle.

Seule susceptible de développer chez l'homme les sentiments de la dignité et du devoir, il la considérait comme une des sources principales du bonheur individuel et de la prospérité générale. Si l'enseignement public et gratuit laisse peu à désirer dans notre ville, c'est à sa prévoyance, à son initiative (la loi sur l'instruction primaire n'existait pas encore), que nos concitoyens sont redevables de cet avantage. Il organisa un système complet; c'est là un véritable sujet de gloire, c'est là aussi un motif de reconnaissance pour nous; le mérite, l'importance d'un acte ne sauraient se mesurer à son éclat, mais à ses conséquences.

Afin d'arriver à la réalisation de ses projets, commençant par la création des salles d'asile pour le premier âge, il présida à leur établissement dans la cité, et donna l'impulsion à cette œuvre bienfaisante qui a prospéré et pris, de nos jours, une si grande et si utile extension.

En 1828, il avait été un des premiers souscripteurs de la *Société d'instruction élémentaire du département du Rhône*, qu'une association généreuse avait fondée pour l'émancipation intellectuelle des enfants d'ouvriers. Devenu maire, il prit sous son patronage cette institution trop restreinte qui, jusque-là, n'avait vécu que de ses propres ressources. Une indemnité considérable fut allouée sur le budget municipal; le nombre des professeurs et des élèves augmenta rapidement. Loin de céder à l'intolérance qui réclamait la suppression des écoles tenues par les frères de la doctrine chrétienne, en quelque sorte maîtres du monopole de l'instruction primaire, il voulut les protéger également, il les soutint avec énergie, afin d'avoir le droit d'être exigeant. Une émulation, une concurrence louables et non pas une rivalité envieuse existèrent dès lors entre les deux systèmes, qui ont marché de concert sous la surveillance de l'autorité.

Ce fut Prunelle qui supprima les bourses communales du collége royal, trop souvent accordées à la faveur plutôt qu'au besoin; le crédit qui leur était annuellement destiné, fut reporté sur l'instruction élémentaire, c'est-à-dire revint à la généralité des citoyens.

Déjà, sous l'administration de M. de Lacroix-Laval, divers essais avaient été tentés afin d'organiser une école industrielle, répondant, dans l'intérêt de la cité, au vœu du major-général Martin, qui avait légué un riche héritage pour fonder l'institution de bien public la plus utile à sa patrie. Prunelle, par sa décision, ou plutôt par son influence persuasive, mit fin aux craintes, aux hésitations qui avaient si longtemps retenu l'Académie et le Conseil municipal. En 1833, il fit prévaloir définitivement la forme, les dispositions qui distinguent aujourd'hui l'école de la Martinière, et dont plus de vingt années d'expérience ont consacré la puissance et la sagesse.

L'ingénieuse méthode expérimentale, dite *Méthode manuelle*, appliquée à l'enseignement populaire des sciences industrielles, conçue, proposée par le savant et modeste professeur Tabareau, fut adoptée dans son ensemble. Prunelle, qui avait senti toute la portée, jugé promptement la valeur pratique d'un moyen qui met l'instruction en rapport avec la condition des élèves, qui est mesuré sur leur esprit, proportionné à leur intelligence, se fit un devoir d'aplanir tous les obstacles que l'inventeur rencontra sur ses pas. Nous devons associer aujourd'hui dans nos sentiments de gratitude le donateur généreux, le créateur du nouveau système, et le magistrat prévoyant qui n'a pas voulu d'une école instituée sur les bases de celles de Paris, de Chalon et de Glascow, qui ne répondaient pas, suivant lui, à leur destination véritable.

Les formules suivies par l'enseignement universitaire paraissaient à Prunelle défectueuses en plus d'un point. Pour démontrer les imperfections, les vices même du régime, des procédés anciens, il songea à doter notre ville d'un collége communal, dont il avait arrêté les plans et le mode d'instruction. Si les circonstances, si le temps ne lui ont pas permis de réaliser ce projet, dont l'exécution devait servir à la fois d'essai et de modèle, il a eu du moins le pouvoir et le bonheur d'agrandir chez nous la sphère des hautes études.

Selon ses idées, le praticien et le savant devaient se prêter un mutuel secours. Pour favoriser cette alliance, il sollicita et obtint le rétablissement à Lyon des facultés des sciences et des lettres, que de prétendus motifs d'économie avaient fait supprimer dans les premières années de la restauration. C'est lui qui présida, j'ose le dire, au choix, à la nomination des professeurs, dont plus d'un nous est envié par la capitale, qui nous a enlevé les Boussingault et les Bravais.

Dirigé par le sentiment du bien général, beaucoup plus que par le seul intérêt de la ville, Prunelle, à la même époque, réclama avec instance la création d'une Faculté de médecine à Lyon, il exposa avec chaleur et justesse les services qu'elle pouvait rendre au pays, les avantages qu'elle devait offrir par sa position, aussi bien que par les ressources, les éléments tirés de notre cité elle-même et de ses hôpitaux. Malgré des oppositions très-vives, il avait réussi, le principe était adopté, lorsque les mouvements insurrectionnels, les agitations populaires arrêtèrent le pouvoir dans l'accomplissement de cette importante détermination. Des craintes, des considérations politiques, dont il ne m'appartient pas de discuter la valeur, firent dire alors à un ministre peu éclairé, sans doute, sur le véritable esprit, sur les tendances laborieuses de nos écoles, qu'il ne pouvait consentir à donner des chefs à l'émeute.

Ce Palais-des-Arts est la preuve matérielle que le nouveau maire avait tout prévu, n'avait rien négligé afin de préparer à l'enseignement supérieur les conditions nécessaires pour vulgariser la science, éclairer l'esprit, et former le goût. C'est Prunelle qui a commencé dans toutes ses parties, la restauration de ce monument délabré, et qui menaçait ruine.

Pour enrichir les galeries d'histoire naturelle qu'il vient d'ouvrir, il donne mission au jeune et zélé conservateur, dont il a pressenti le talent, de recueillir les matériaux dans de longs voyages en France et à l'étranger. Les collections se forment et s'accroissent rapidement; vous connaissez, tous, leur variété et leur importance.

De vastes pièces, jusque-là sans emploi, sont transformées en superbes salles où sont réunies les ouvrages des peintres vivants et des artistes lyonnais; d'autres sont réservées aux chefs-d'œuvre de la sculpture antique. Des modèles en plâtre très-nombreux sont réunis pour l'étude de la statuaire.

Le cours spécial d'anatomie pittoresque est rétabli en faveur des élèves de l'école des Beaux-Arts auxquels il est indispensable de connaître le corps humain, et les forces qui modifient ses expressions. La gravure est enseignée aussi bien que le dessin et la peinture. En 1833, lorsque cette nouvelle chaire fut instituée, elle était, avec celle de Milan, la seule école publique de gravure qui existât en Europe : comme il l'avait espéré, elle est devenue depuis lors une source de progrès et de perfectionnements par ses applications à l'industrie manufacturière de notre ville.

C'est à regret que j'abandonne la revue des travaux de cette nature : je me vois contraint d'en passer plusieurs sous silence, pour aborder les services d'un autre ordre. Les besoins intellectuels n'avaient pas fait oublier à l'administrateur les exigences matérielles : ici encore je dois en appeler à vos souvenirs.

L'hygiène publique, la police médicale, l'économie politique, qui avaient été de la part du professeur de Montpellier l'objet d'études approfondies, lui suggérèrent des améliorations, des changements dont nous recueillons aujourd'hui les fruits : disons pour être juste, qu'il fut secondé puissamment par le conseil municipal dont il possédait la confiance.

Il commence par instituer une commission de salubrité, chargée d'aider, d'assister le pouvoir communal dans toutes les questions où l'intervention de la science et de la médecine est nécessaire. Les circonstances viennent bientôt justifier cet acte de prévoyance.

Le choléra avait envahi la plus grande partie de la France, et nous menaçait : pour rassurer la population lyonnaise, pour la secourir, si le fléau vient à éclater, les dispositions les plus prudentes, les plus rapides, sont arrêtées dans la prévision de cette terrible éventualité : nous avons eu le bonheur de ne pas faire l'épreuve de leur sagesse, mais toutes les précautions indiquées, toutes les mesures prises alors, sont inscrites dans les archives, restent comme des documents, des instructions précieuses qui guideront toujours l'autorité en pareil cas, et l'empêcheront de se laisser surprendre par l'épidémie.

Au centre de la cité, il existait un quartier où la circulation était d'une difficulté extrême; pour modifier un tel état de choses, la rue, le marché de la Pêcherie, en amont du vieux Pont-de-Pierre, sont détruits, les abords du pont sont déblayés en partie, le quai d'Orléans est prolongé, remplace la ligne tortueuse de misérables maisons qui bordaient la Saône en cet endroit. L'air et la lumière pénètrent en liberté dans les rues environnantes qui ont subi la magnifique transformation dont nous sommes témoins.

On entreprend en même temps le nivellement de la ville,

et dans quelques points la construction de canaux pour l'écoulement des eaux pluviales et ménagères. Ainsi qu'il le dit dans ses admirables rapports, Prunelle ne cherche pas à terminer dans leur ensemble, et d'une manière immédiate, les divers projets dont il signale l'importance, il se préoccupe surtout de forcer ses successeurs à le suivre progressivement dans la voie qu'il a tracée : dans ses calculs, il comprend l'avenir.

Des expériences, des essais pour l'éclairage de nos rues, au moyen du gaz hydrogène, tentés dans quelques quartiers seulement, sont couronnés de succès. Ces épreuves aussi bien que le concours de l'autorité décident l'opinion publique, et bientôt l'ancien système de l'éclairage à l'huile est abandonné sans retour.

Des ordonnances sur la police des rivières, sur l'établissement des usines flottantes, et dans l'intérieur de la ville, sur les échoppes à étaler, sur les boutiques en plein vent, deviennent à la fois des mesures d'ordre, de sûreté pour les habitants, et une source de revenus pour le trésor municipal. Ces règlements administratifs accordent à certaines industries des garanties et des priviléges qui permettent de les taxer sans injustice.

Je ne saurais passer sous silence la concession sollicitée et obtenue du génie militaire : le magasin à poudre du quai de Serin est transféré au fort du Mont-Saint-Jean. Une catastrophe dans la première localité était à redouter, et là, l'explosion eut été terrible, comprimée entre les deux rives du fleuve par deux chaînes de rochers très-élevés.

Il est un vaste projet que Prunelle a caressé avec amour; il se réalise aujourd'hui suivant ses idées et ses études : je parle de la fourniture du volume d'eau nécessaire à l'usage des citoyens et à l'embellissement de la ville. Entre tous les systèmes proposés, il avait donné la préférence aux eaux du Rhône : malgré une vive résistance, il avait tenté une expérience concluante, propre à favoriser la solution de cette question économique. La machine hydraulique établie sur le quai Saint-Clair, peut élever et distribuer encore, tous les jours, sur le coteau, cinq cents mille litres d'eau potable.

Le système adopté, la situation financière de la commune, ne permirent pas toutes les améliorations dont Prunelle constatait l'urgence; il se contenta de les indiquer dans ses lumineux rapports, consultés avec fruit par ses successeurs, auxquels ils ont été et sont encore d'un immense secours; ils restent comme autant de preuves irrécusables de son habile activité et de sa prévoyance. C'est ainsi que sur les plaintes formulées déjà à cette époque, au sujet de la cherté de la houille, le maire présenta au gouvernement un travail où cette grande question économique était étudiée dans son ensemble avec une sagesse et une profondeur de vue que les événements ultérieurs se sont chargés de démontrer. Après bien des essais de transactions et des tentatives de changements, après des luttes et des résistances opiniâtres, le pouvoir s'est vu contraint d'entrer dans la voie tracée par ce mémoire. Mais ses conclusions adoptées tardivement et d'une manière incomplète, n'auront pas aujourd'hui pour le public, on doit le craindre, toutes les conséquences heureuses qu'il était alors rationnel d'espérer.

Prunelle appliqua tous ses soins à équilibrer le budget des dépenses et celui des recettes; il s'était imposé la loi, durant sa gestion, de ne pas accroître les charges de ses concitoyens; aussi, le bien qu'il a fait a été accompli sans recourir aux centimes additionnels, à de nouveaux impôts, sans grever, sans escompter l'avenir au profit du présent. Il connaissait les ressources de la ville, il eut garde de s'exposer à les tarir, afin de parer aux embarras du moment. Suivant le mot de Mirabeau, il *voulait faire pondre la poule aux œufs d'or et non pas l'éventrer*. Il partageait les doctrines de Léon Faucher sur l'emprunt, qui dans beaucoup de circonstances, est un expédient et non pas un indice de richesse, ou un acte de justice : chaque âge a ses exigences forcées, ses besoins naissants des formes de sa civilisation, et doit trouver dans une économie intelligente tous les éléments pour les satisfaire.

Bien que Prunelle vit beaucoup à entreprendre, son désir ne fut jamais de tout exécuter, mais d'employer à propos les fonds publics dont il était le dépositaire. Il y avait loin de cette manière de voir et d'agir à la parcimonie étroite d'un magistrat peu éclairé.

Il n'hésita jamais à entrer largement dans les dépenses vraiment nécessaires pour les classes malheureuses; il augmenta le crédit des hôpitaux, et de toutes les institutions de bienfaisance. L'hospice des incurables d'Ainay, fondé par une fille pieuse avec ce dévoûment modeste qu'inspire la vraie religion, était dans son enfance; s'il a grandi depuis, son existence était alors laborieuse et précaire. Sur la demande, sur la proposition expresse de Prunelle, une forte subvention fut accordée par le conseil municipal. Ce vote opportun a entraîné dans une voie généreuse les administrateurs qui ont succédé.

Une grande question maintenant résolue, fut agitée par le gouvernement de 1830; la réunion, l'agglomération en une ville unique de Lyon et des faubourgs qui l'environnent. Prunelle appuya de toutes ses forces cette grande mesure, capable de faciliter l'action du pouvoir central. Mais, attaché au régime électif, jaloux des droits de la cité, il ne voulut pas consentir à ce qu'ils fussent annihilés en ses mains. Le maire, à son avis, devait rester le premier magistrat. Cette courageuse résistance inspirée par une conviction profonde, par l'amour du bien public, et par un sentiment de haute estime pour ses concitoyens, l'entraîna dans une lutte ardente contre le représentant immédiat de l'autorité supérieure, contre le préfet. Comme on lui reprochait d'avoir été trop exclusivement municipal, il réfuta lui-même cette allégation dans un mémorable discours, prononcé en 1834, en se retirant après quatre années d'une gestion aussi glorieuse que difficile.

Dans sa pensée, les principes sur lesquels repose la commune ne doivent jamais être de nature à affaiblir le pouvoir centralisateur, ils doivent toujours servir à l'éclairer sur les véritables intérêts du pays, étant l'expression de la majorité intelligente. « Vos travaux, (c'est au conseil qu'il s'adressait en lui faisant ses adieux), comparés à ceux des administrations qui ont précédé, doivent prouver aux détracteurs du gouvernement représentatif, que la bonne gestion des intérêts communaux n'est possible qu'avec cette forme de gouvernement, qu'avec le principe de l'élection ; car, sans l'élection, il n'existe point de régime municipal, il n'y a point de défense des intérêts locaux ; l'esprit de famille est détruit, et comme c'est de cet esprit que dérive l'esprit public, vous concevez toute la nécessité d'un régime municipal qui ne rompt pas ainsi que le faisaient les anciens priviléges des communes, le principe puissant de l'unité nationale, mais lui vient en aide au besoin. »

La même révolution qui porta Prunelle à la mairie de notre ville, le conduisit à la chambre des députés. Ses compatriotes, les électeurs de l'arrondissement de la Tour-du-Pin (Isère), le choisirent pour les représenter. Durant plusieurs législatures, ils renouvelèrent un mandat qui fut rempli avec distinction et indépendance. Rarement il aborda la tribune ; plus d'une fois cependant, il sut se faire écouter avec faveur, soit qu'il vint exposer les causes et les caractères de l'insurrection de Lyon en novembre 1831, soit qu'il réclamât des réformes économiques, qu'il présentât des amendements pour les provoquer ou les soutenir. Mais, c'est dans les bureaux, dans les comités, les réunions préparatoires, que sa parole grave, sa logique lumineuse, son sens pratique le firent surtout apprécier de ses collègues qui estimaient ses services. La considération dont il jouissait lui valut les relations les plus distinguées : il se rapprocha particulièrement de ceux qui partageaient son goût pour la science ; Auguis, Pouillet, de Golbéry, Dulong, Benjamin Delessert, ce vertueux philantrope dont l'Académie de notre ville a couronné l'éloge historique, formèrent le noyau de la société qu'il préféra dans une assemblée qui possédait tant d'hommes illustres.

Par sa nature, ses principes, il appartenait au mouvement, mais l'étude des hommes et de leurs faiblesses, le souvenir du passé, les leçons de l'expérience le rangèrent dans le parti de la résistance ; il vota assez constamment dans le sens ministériel, pour tout ce qui concernait la politique extérieure, la paix et les mesures propres à conserver la tranquillité dans l'intérieur. Chef du pouvoir municipal dans une grande cité qui ne peut subsister que par l'ordre légal, convaincu que sans l'ordre il n'y a point de liberté, il se prononça contre ce qu'il appelait les utopies de l'opposition ; mais la tolérance resta dans son cœur. Résolu dans ses opinions, pour se déterminer, il n'avait d'autre mobile que sa conscience. Il n'aurait pas voté pour la Pairie, mais une fois cette institution admise, il la demandait indépendante, héréditaire. Partisan de toutes les sages économies, il se déclara l'ennemi des cumuls.

Les discussions sur le budget et sur les lois de l'instruction publique auxquelles il prit une large part, lui fournirent l'occasion d'exposer ses principes à cet égard.

L'enseignement, en harmonie avec l'esprit du siècle, en rapport avec les autres parties de l'organisation sociale, devait être établi en dehors des volontés, des caprices, des passions de ceux qui gouvernent; s'il admettait l'intérêt politique de l'Etat dans l'éducation, il le combinait avec les droits de la famille. Protecteur libéral du maître, pour lequel il réclamait des garanties sérieuses, il se montrait sévère sur ses qualités, sur l'accomplissement de ses devoirs parce que sa conduite et ses exemples décident, le plus souvent, de la moralité des élèves.

La confiance qu'il inspirait, la connaissance parfaite de toutes ces questions, le désignèrent, en 1832 et 1833, pour le portefeuille de l'instruction publique : son nom fut prononcé dans diverses combinaisons ministérielles : il refusa.

Membre d'une commission choisie par le ministre du commerce et des travaux publics pour examiner les abus existants dans les bibliothèques de Paris, et pour rechercher les améliorations dont leur régime était susceptible, il fut élu rapporteur de cette commission qui aurait pu et dû réclamer d'énergiques mesures, capables de prévenir le vol qui eût lieu peu de temps après. L'avis de Prunelle ne triompha pas : dans ses conclusions, il fut l'interprète d'une majorité trop indulgente, mais il donna à ce travail considérable un intérêt puissant, des développements scientifiques qui firent le plus grand honneur à ses intentions et à son immense savoir bibliographique. Les réformes, indiquées alors, ne furent pas accomplies; ce précieux document toutefois n'a pas été stérile, il a porté ses fruits, donné des indications utiles, servi de base aux changements opérés plus tard, aux précautions prises, et même aux règlements institués de nos jours.

Le roi Louis-Philippe, dans les premières années de son règne, honora Prunelle dont il avait reconnu la sagesse et la capacité, d'une bienveillance et d'une estime particulières. Les observations et les conseils de notre premier magistrat provoquèrent plusieurs décisions importantes en faveur de la ville de Lyon. Admis dans l'intimité du Palais-Royal, il ne descendit jamais au rôle de courtisan. Les ressources, l'agrément de son esprit, le charme, l'originalité de ses entretiens instructifs venaient rompre pour les jeunes princes de la famille d'Orléans, la monotonie des réceptions officielles.

Durant cette période agitée de sa vie, au milieu des préoccupations politiques, des embarras administratifs, Prunelle ne déserta pas le champ de la science; il allait, dans les paisibles séances de l'Institut dont il était membre, oublier les orages parlementaires; il n'avait pas renoncé, lorsqu'il aurait rempli la tâche imposée par le patriotisme, à rentrer dans la pratique de la médecine, cause première de son élévation : une occasion favorable se présenta, il la saisit.

Vers la fin de 1833, par le décès du baron Lucas, le poste d'inspecteur des eaux minérales de Vichy devint vacant, notre confrère fut désigné pour le remplir. Pendant plus de vingt années, la confiance générale a sanctionné ce choix.

Se consacrant exclusivement aux devoirs de sa charge,

on le vit aussitôt à la hauteur de ses nouvelles fonctions. L'étude spéciale des eaux, de leurs propriétés et de leurs effets, l'examen des maladies, l'application thérapeutique furent poursuivies et marquées avec une exactitude scrupuleuse sans autre pensée que le désir d'être utile, et d'arriver à la connaissance de la vérité. Ces recherches étendues, ces notes éléments d'un traité *ex professo* sur la matière, n'ont pas été publiées, et même, je le dis avec regret, n'ont pas été retrouvées dans ses papiers.

Nous pouvons, nonobstant, juger de ses doctrines et de ses principes sur cette question complexe : ils sont exposés dans un intéressant mémoire du docteur Durand-Fardel, qui, du vivant de Prunelle, s'est appuyé avec modestie et talent, de l'autorité de ce praticien et de son observation prolongée, pour émettre sur les qualités essentielles des eaux alcalines, une série de propositions médicales sanctionnées par une prudente expérience. Les conclusions de cet écrit, qui reposent sur la saine appréciation des faits, diffèrent en plus d'un point fondamental, de celles qui ont été et qui sont trop généralement répandues dans le monde par d'autres médecins ou publicistes, plus jaloux de leurs intérêts que de ceux de la science et des malades.

Détaché de la politique, désillusionné peut-être, il poursuivait sa carrière, sans autre ambition que celle de remplir les devoirs imposés par sa charge. Il est un privilége dont il se montrait jaloux, celui de servir les pauvres ; il leur abandonna constamment les honoraires attachés aux fonctions de médecin de l'hospice. Plus d'une fois, sa bienfaisance, sa générosité imposèrent silence à la rivalité envieuse de certains hommes qui ne pouvant être ses égaux par le mérite, étaient devenus ses détracteurs.

Maire de Vichy par le suffrage unanime de ses concitoyens, les principes de son administration furent les mêmes qui l'avaient dirigé auparavant sur un théâtre plus élevé. Il fit le bien sans augmenter les impôts de la commune : il demanda des ressources aux circonstances heureuses que la saison des eaux faisait naître pour la ville.

Dans cette condition tranquille, de nouveaux honneurs vinrent briller à ses yeux. En 1845, des démarches furent faites auprès de lui et auprès de son ami le docteur Double, pour les engager à accepter la Pairie : il fallait renoncer à l'exercice de leur profession : l'un et l'autre, ils protestèrent contre une telle exigence injurieuse dans leurs pensées. Prunelle motiva son refus dans une lettre un peu vive peut-être, mais qui témoigne de sa considération pour la médecine : lorsqu'un industriel ou un banquier étaient élevés à la Pairie, sans abandonner les usines ou les comptoirs, éléments de leur fortune, il n'admettait pas que l'homme de science put être déclaré indigne parce qu'il s'adonnait au premier des arts libéraux.

Il était peu sensible, du reste, aux dignités, aux marques honorifiques que d'autres recherchent avec tant d'empressement. Simple et sévère dans ses habitudes ; il ne voulut jamais porter de décoration. Recevant le brevet d'officier de la Légion-d'Honneur des mains du ministre Cunin-Gridaine ; il remercia son ancien collègue en disant que ce grade, d'après les statuts de l'ordre, ne pouvait lui appartenir puisqu'il n'avait jamais prêté serment comme chevalier.

Consacrant sa vie entière à calmer les souffrances des malades, à soulager les malheureux, il essayait en vain d'étouffer la voix de ses propres douleurs, de ses chagrins domestiques. La longue agonie, puis la mort de la femme distinguée choisie par lui dans une famille considérable de notre ville, avaient empoisonné son existence; son énergie faiblit à cette cruelle épreuve; il n'eût pas la force de se résigner à l'isolement produit par la perte de cette compagne, dont le dévoûment empressé, la sûre raison et la sagesse avaient amené l'oubli de tant de fatigues et de déceptions. C'est en vain qu'il s'efforçait dans sa verte vieillesse, de réagir par le travail contre les souvenirs amers et les blessures de son cœur. Seul, découragé, sans enfants pour lui sourire ou pour le consoler, il avait vu ses espérances anéanties, ses affections intimes brisées; les rêves d'avenir n'étaient plus de son âge. La plupart des compagnons de sa jeunesse, Fourrier, Ampère, Double, Gay-Lussac avaient disparu tour à tour, laissant dans son âme le sentiment de sa fin prochaine.

Un matin, c'était le 18 août 1853, il va, selon sa coutume, visiter à l'Hôpital les sœurs de Saint-Vincent-de-Paul auprès desquelles il aimait à se reposer dans ces longues journées des eaux où le médecin ne s'appartient plus. Mes sœurs, dit-il, s'adressant à la supérieure, je viens vous demander des consolations, car je crois que je vais mourir.

Les douces et bonnes paroles de la charité dominèrent, dissipèrent cet accablement et ces noirs présages. La force de sa volonté, l'exercice des devoirs professionnels, le soutinrent le reste du jour. Il passa la soirée chez M. Thiers, l'ancien ministre, sans que rien dans son état extérieur, dans sa conversation animée, fit soupçonner une catastrophe imminente. Frappé d'apoplexie dans la nuit, malgré les prompts secours de l'art, les membres s'engourdirent, la langue s'embarrassa, l'intelligence seule fut respectée. Il avait compris le danger; calme, sans crainte, il vit approcher la mort. Le sacrifice était consommé dans son esprit: les dernières aspirations de son âme furent pour Dieu; il succomba le samedi 20 août 1853, âgé de 76 ans. Sa mort fut celle d'un sage, sa vie avait été celle d'un citoyen utile, dévoué au service de ses semblables.

Permettez-moi, à cette heure, Messieurs, d'entrer dans quelques détails sur sa personne, ses habitudes privées, les inclinations et même les travers de son esprit. On ne peint pas les hommes, a dit d'Alembert, quand on les peint sans faiblesses. Les particularités intimes peuvent fournir plus d'un enseignement, elles ne sont jamais sans intérêt pour ses contemporains.

Vous vous rappelez tous, la constitution physique de Prunelle; sa démarche pesante et embarrassée, son visage rond et plein, son nez fortement prononcé, ses yeux petits cachés dans des orbites profondes, ses lèvres volumineuses, quoiqu'habituellement déprimées, son front large, sa tête vaste et carrée, ombragée par une chevelure épaisse et inculte. C'est la nature qui dispense les traits, a remarqué Réveillé-Parise, mais c'est l'âme qui fait la physionomie.

Une haute intelligence se révélait sous ces formes accentuées. Par l'étude, il semblait avoir acquis cette complexion bilieuse, mélancolique qui constitue, en quelque sorte, le tempérament du philosophe. Un regard mobile et pénétrant décelait une extrême facilité de compréhension. Le goût des travaux sérieux lui avait donné cette attitude méditative, signe fréquent des nobles qualités qu'il avait en partage. Un sourire plein de malice animait parfois sa face d'une expression qui lui était propre, et décelait un des côtés les plus saillants de son caractère. Plus on observe Monsieur Prunelle, me disait une femme du monde, moins on voit sa figure. Il devenait surtout bien difficile de se préoccuper de sa personne, lorsqu'on était sous le charme de sa conversation. Aucun homme, à ma connaissance, n'a possédé à un tel degré, cet art, ce don de causer, le *fari quœ sentiat* d'Horace. Je suis en droit de répéter qu'une heure passée avec lui valait un long chapitre d'un bon livre. Prenant à merveille le ton sérieux ou plaisant, digne ou enjoué dans une conversation savante ou bien dans un entretien familier, il avait le privilége de parler de toute chose avec une supériorité incontestable.

Il faut l'avoir entendu pour se faire une idée exacte de tout ce qu'il pouvait apporter de finesse et de verve, d'originalité et de couleur dans ses récits et ses jugements. Il excellait à conter des histoires instructives, des anecdotes piquantes, des aventures frivoles. Il saisissait à propos la critique ou le blâme, la raillerie ou la louange, il y avait dans cette manière d'être et de faire quelque chose qui venait de Montaigne. Il parcourait à son gré le champ des connaissances humaines.

C'est ainsi que tantôt ses recherches sur le blason et l'art héraldique lui permettaient de suivre l'origine des familles, l'histoire de la noblesse dont il discutait les prétentions en généalogiste inexorable.

Tantôt, c'est l'art militaire qui paraissait avoir été le sujet exclusif de ses études. Dans une réunion d'hommes de guerre, il discute avec un général renommé de l'empire, sur l'artillerie, sur la conduite des siéges, il trace, dans les termes techniques, suivant les règles admises, l'attaque et la défense, il dresse ses batteries, fait feu de toutes pièces, engage une charge à fond sur cette science. L'officier surpris, étonné par un savoir si positif et si sûr, se rend, demandant au docteur combien de temps il a servi.

Une autre fois, maire de Lyon, il assiste à une solennité de la faculté de théologie, argumentant dans le langage de la plus pure latinité, il interroge, presse le candidat au titre de docteur, il le poursuit tour à tour sur la philosophie chrétienne et la métaphysique, la religion et la morale, l'histoire sacrée et le dogme. Il se montre le plus vigoureux, le plus redoutable des examinateurs. L'assistance, après cette épreuve, le proclamait, lui aussi, digne du grade de maître en théologie, que les juges, qui l'avaient applaudi, n'auraient peut-être pas été de force à lui disputer.

Le hasard le conduit, un jour, à un comice agricole de nos environs, le sous-préfet qui, pour examiner les travaux et les produits, avait composé la commission des grands agriculteurs du canton, invite Prunelle à se joindre à eux; il accepte, donne son avis motivé, il l'accompagne de conseils sur la manière de traiter les animaux, sur l'éducation et le croisement des races. il parle en expert des nouveaux procédés d'agriculture, du labourage, de la culture de la vigne et du mûrier, il décerne les prix, après avoir, en quelques instants, tout vu, tout indiqué, tout décidé. Sa sentence n'est pas sans appel, mais, personne ne la conteste et ne se plaint : il se retire alors avec les honneurs de la séance, il avait été à la fois, le maître et le rapporteur, le président et le juge du concours. Pour nous qui avons eu le plaisir de l'entendre mainte fois à la Société d'agriculture de Lyon, nous nous rappelons encore l'intérêt qu'il savait donner à nos séances par ses savantes discussions théoriques et pratiques. On sera moins étonné de ses fortes études sur ce sujet, lorsqu'on saura que c'est à la classe d'agriculture et d'économie rurale de l'Institut qu'il était associé : les de Jussieu, les Teissier, les Lakanal l'avaient fait agréer dans cette section.

Son passage à la mairie lui fournit diverses occasions de mettre à l'épreuve son savoir sur la jurisprudence. Il ne s'était pas contenté de la connaissance des textes, du Code ou des arrêts qui fixent la législation actuelle, et constituent le droit judiciaire : son esprit philosophique lui avait fait envisager le droit dans sa plus haute expression ;

cette science était pour lui, suivant la définition romaine : *divinarum atque humanarum rerum notitia.* Les coutumes des provinces, le droit ecclésiastique, le droit ancien, écrit, étranger, avaient également fixé son attention, ainsi qu'il l'a prouvé plus d'une fois aux hommes les plus compétents. Il ne fut pas seulement l'administrateur, il fut aussi le conseil éclairé de la ville dans plusieurs circonstances épineuses.

Une semblable intelligence, vous le devinez sans peine, Messieurs, n'avait pas dû rester étrangère aux beaux arts. Son amour de l'esthétique, son admiration pour l'antiquité, le rendaient très-sévère dans ses jugements. Tous les artistes qui l'ont connu se rappellent ses observations critiques dictées par un goût éclairé, aussi bien que par le sentiment de la nature. Il n'admettait pas la médiocrité dans les œuvres parce que, suivant ses principes, l'art ne pouvait pas s'adresser à toutes les organisations.

Ayant pour la musique une prédilection très-marquée, au lieu de se contenter simplement des jouissances qu'elle procure, il avait voulu en connaître la théorie ; il avait poussé très-loin ses recherches sur les modes d'action de l'art musical, sur la mélodie, l'harmonie, l'instrumentation : la composition et ses méthodes ne lui étaient point étrangères.

Entre tous les arts libéraux, il en est un qu'il a voulu cultiver, l'architecture : sa passion lui faisait répéter fréquemment avec originalité : « qu'on me dise mauvais médecin, je le permets ; mais qu'on m'accorde, en revanche, que je suis un architecte très-expert. » Nul, en effet, ne parlait mieux que lui de la coupe et de la taille des pierres, de la préparation des mortiers et des ciments, des divers systèmes de constructions, et de leurs avantages; nul ne discourait avec plus de science sur les différents genres d'architecture, et sur leur raison d'être : mais il faut l'avouer, cette passion a été malheureuse, si l'on juge de ses talents pratiques par les travaux de construction qu'il a dirigés, exécutés lui-même. Ici, comme circonstance atténuante, nous devons ajouter qu'il était le premier à critiquer ses œuvres, à indiquer leurs imperfections ou leurs vices : il savait, dans tous les cas, trouver aussi d'excellentes raisons pour les justifier, et pour sauvegarder son amour-propre d'ingénieur.

La juste conscience de son mérite avait développé en lui non seulement cette dignité personnelle qui est une vertu chez l'homme distingué par ses lumières, mais encore une certaine raideur, une susceptibilité ombrageuse qui rendaient, par moments, son abord sec et inégal. Ces travers ont pu lui susciter des embarras et même des inimitiés; s'ils l'ont privé quelquefois du concours ou de l'appui de ses supérieurs et de ses égaux, ils ne lui ont jamais fait perdre leur estime. On lui a reproché d'avoir sacrifié l'habileté et la prudence à la satisfaction de ses sentiments personnels ; il ne se donnait pas la peine de cacher la dissidence de ses opinions et de ses actes ; agissant loyalement, il tranchait d'emblée des questions dont avec plus de souplesse, il eût réservé la solution définitive. Son caractère en réalité, était plus modéré que ses paroles; disant la vérité sans précautions oratoires, sa causticité incisive s'exerçait volontiers sur les personnes comme sur les choses; il cédait avec peine et revenait difficilement. Ces dispositions qui l'ont fait accuser de manque de bienveillance, touchaient d'une façon plus vive les médiocrités prétentieuses qu'il blessa bien souvent, les puissants du jour, ceux qui voulaient le paraître ou le devenir.

Dans le cours de ses fonctions administratives, il s'est attaché moins à servir en particulier qu'à être utile d'une manière générale. Sa vivacité, sa brusquerie même vis-à-vis de ses subordonnés étaient rachetées à leurs yeux par une justice rigoureuse, et par l'appréciation de leurs services.

Son désintéressement, son économie honnête du revenu public ont laissé dans notre ville les meilleurs souvenirs. Il refusa, en qualité de maire, l'indemnité d'usage, accordée à ses prédécesseurs; il voulut payer seul, et de ses propres deniers, toutes les charges de sa magistrature. Digne et grand dans ses manières, s'il fit, en peu d'années, une large brèche à son modeste patrimoine, c'est qu'il prisait moins l'argent que la considération, ainsi qu'il le prouva plus tard, lorsqu'il ne sut que vivre honorablement là où d'autres s'étaient enrichis, là où il aurait pu lui-même accroître ou du moins restaurer sa fortune. Je ne puis résister au désir de reproduire ici une anecdote qui, sous plus d'un rapport, peint l'homme, explique les principes et les sentiments de sa vie entière.

Élevé à la mairie de Lyon, Prunelle n'avait pas hésité à sacrifier tous les avantages que lui valait sa haute réputation médicale pour se dévouer à son pays. Les premiers temps, à diverses reprises, furent orageux : l'émeute populaire avait grondé à sa porte, l'ordre était à peine rétabli ; au milieu de la nuit, accablé de fatigues, il veillait avec quelques amis, lorsqu'un ouvrier d'un extérieur misérable se présente, le supplie de le suivre pour visiter, à un cinquième étage, un malade qui réclame instamment ses soins éclairés. N'écoutant que la voix de son cœur, Prunelle, qui avait renoncé à la pratique, cède aussitôt à la prière. Chemin faisant, il interroge, il apprend que l'homme qu'il va secourir, malgré les apparences de l'indigence, qu'une habitation reléguée dans un quartier pauvre peut faire soupçonner, est en état de payer ses bons offices, jouit d'une certaine fortune, fruit de longues économies. Prunelle s'arrête : j'allais voir un malheureux, dit-il, qui par sa position avait droit à mes secours ; mais, puisqu'il n'en est point ainsi, heureusement pour lui, d'autres médecins feront mieux que moi. Il revient sur ses pas, et demeure insensible aux offres, aux sollicitations dont on l'entoure.

Si, par son caractère et ses habitudes, il ne chercha pas, il ne parvint pas à s'attirer des affections très-nombreuses, il fut assez heureux pour se concilier et pour conserver par ses qualités solides, des sympathies et des amitiés qui résistèrent aux plus rudes épreuves.

Il était doué d'une exquise sensibilité : cette disposition, qui contribua fréquemment à troubler son bonheur et son repos, lui permit aussi, par compensation, de goûter toutes les jouissances qui naissent soit de l'estime générale, soit des sentiments intimes affectueux; il comprenait les devoirs aussi bien que les charmes de l'amitié; aussi, en toute occasion, se montra-t-il prêt aux sacrifices qu'ils peuvent exiger. Intimement lié avec Amédée Berthollet fils, qui lui avait confié les secrets, les souffrances de son cœur, il reçoit de cet infortuné jeune homme une lettre annonçant la résolution inébranlable de mettre fin à son existence, à tel jour et à telle heure. C'était en 1811, deux cents lieues séparent les deux amis; Prunelle calcule, entrevoit la chance de sauver son camarade: il part à franc étrier, franchit d'un seul trait l'espace de Paris à Marseille, arrive, se précipite dans le laboratoire de Berthollet; il venait d'expirer, gardant un si grand calme à ses derniers instants, que les aides de chimie, les employés, témoins attentifs des préparatifs de mort, n'avaient osé s'approcher dans la crainte de le distraire d'une expérience scientifique à laquelle ils le croyaient appliqué.

Après quarante ans révolus, c'est encore avec l'accent de la plus profonde douleur, c'est avec l'expression du désespoir que Prunelle racontait les tristes péripéties de ce drame.

Pour le récit d'un autre fait caractéristique, je cède devant vous, la parole au témoin de la scène:

Je me présente chez M. Prunelle; à plusieurs reprises je frappe à la porte; personne ne répond: j'écoute, j'entends des sanglots; j'entre brusquement et j'aperçois François

Arago, n'étant plus alors que l'ombre de lui-même, malade, affaissé sur un lit. Prunelle, à ses côtés, le visage inondé de larmes, ne pouvait parler. Faisant un effort, il se soulève, me serre la main, et s'écrie d'une voix entrecoupée : notre ami n'est plus, nous avons perdu Gay-Lussac ! F. Arago retraçait avec l'éloquence du cœur la biographie du camarade intime qui venait d'expirer. C'était un spectacle navrant que la vue de ces deux illustres vieillards pliant sous le poids de la douleur, pleurant ensemble, au nom de l'amitié, le grand homme dont la science était veuve, et que tous deux devaient rejoindre bientôt.

Vous savez tous comment, fidèle au serment d'Hippocrate, il accomplit la dette sacrée de la reconnaissance envers son maître et son protecteur : Chaptal fils, ruiné dans des entreprises industrielles, meurt avec le chagrin d'abandonner orpheline, sans appui, une fille bien jeune encore, qui n'avait pour tout héritage qu'un nom vénéré et les vertus de sa famille. Prunelle l'adopte, elle remplace dans la maison l'enfant qu'il a perdu ; elle devient un bon génie, son aide et sa consolation dans les mauvais jours ; elle l'entoure de son amour et de ses soins respectueux, jusqu'à ce qu'une alliance honorable, qu'il avait arrêtée lui-même, vienne enlever cette fille dévouée à son protecteur qu'elle appelait son père.

Pourquoi faut-il qu'il n'ait pas eu le courage de se résigner à l'absence, à l'immense tristesse, que les circonstances de cette séparation jetèrent dans son cœur?...

N'est-il pas permis, n'est-il pas juste, jetant un dernier regard rétrospectif sur sa longue et utile carrière, de se demander si Prunelle a véritablement répondu à sa destinée? S'il a accompli tout ce que sa nature d'élite lui aurait permis d'entreprendre?

Peu de temps avant de mourir, faisant un retour sur le passé, il abordait cette question, il regrettait, à tort suivant moi, d'avoir cédé à ses tendances générales, au lieu de s'être livré exclusivement à une des branches des connaissances humaines que, par un travail persévérant, il aurait pu étendre ou vivifier.

La plupart des hommes de science ont cédé à de semblables impressions. Le grand Cuvier, Alexandre de Humboldt, n'ont-ils pas exprimé de tels sentiments dans leurs derniers ouvrages?... N'ont-ils pas eux-mêmes manifesté la crainte de s'être laissés détourner trop longtemps de leur route véritable?...

Creusant un sillon unique, Prunelle, sans aucun doute, aurait pu devenir un chimiste plus profond, ou bien un médecin plus fameux par ses écrits, il aurait pu attacher son nom à des œuvres littéraires plus considérables; mais, en songeant, en travaillant à sa gloire future, il aurait perdu une partie des titres qui le distinguent, qui lui ont attiré la considération de la plupart des savants de notre époque, et l'ont élevé dans l'estime publique.

Il n'aurait plus possédé cette ampleur de vues, cette force d'appréciation, cette solidité de jugement qui résultaient de son immense savoir et ne relevaient que de lui.

Il n'a publié aucun de ces ouvrages qui décident d'un

nom ou d'une école ; il n'a montré ni le génie qui invente, ni l'imagination qui crée, ni même la patience méthodique qui groupe ou résume les travaux d'autrui pour en constituer un corps de doctrines. Les facultés qui lui étaient départies, et dont il a fait preuve, étaient grandes cependant : tête synthétique, il a brillé par son érudition et son amour pour la science qu'il a servi par son exemple et son enseignement. Il aura été utile par ses actions beaucoup plus qu'il ne sera célèbre par leur originalité ou leur éclat ; par ses recherches littéraires, il aura concouru à la réputation des autres et contribué à la vulgarisation des connaissanees humaines. Intelligence supérieure, ce qu'il a dit, ce qu'il a exécuté venait de lui, était la conséquence de ses propres lumières aussi bien que de ses études exceptionnelles. Si son aptitude extraordinaire, ses sages productions, sa conduite publique ne démontrent pas un esprit créateur au premier chef, elles permettent de le compter parmi les encyclopédistes, les écrivains de talent, les organisateurs, les praticiens remarquables. Il a été ce qu'il devait être par son organisation privilégiée.

A cause même de leur mode d'expression et du caractère d'actualité qu'il s'est appliqué à leur donner, plusieurs des hautes facultés si admirées en Prunelle, ne laisseront aucune trace, échapperont à nos successeurs.

Mais il ne mourra pas tout entier : son nom est inscrit déjà dans les annales de l'Université de Montpellier, où son passage n'a pas été sans importance et sans gloire ; son image, conservée non loin de celle de Delpech et de

Lallemand, ses collègues et ses amis, continuera la série de ces professeurs dont l'école garde le religieux souvenir.

Sa mémoire ne saurait s'éteindre dans la cité lyonnaise où les actes de son administration l'ont gravée en caractères indélébiles sur nos murs, dans nos fastes municipaux. L'histoire de quelques années de sa vie est inséparable de l'histoire de notre ville.

Mais, c'est ici plus que partout ailleurs (1), c'est dans ce palais que ses services éclatants parleront toujours de lui. Ces galeries ouvertes pour l'étude, ces cours organisés pour l'instruction et l'éducation du peuple, cette bibliothèque du Palais-des-Arts, fondée par sa sollicitude, et plus tard, à son heure dernière, enrichie par sa générosité (2), rappelleront à nos descendants ce que Prunelle a fait parmi nous pour le culte de la science et des beaux arts, pour le développement intellectuel des races futures.

Son buste, sculpté par un ciseau habile (3), érigé dans

(1) La lecture de cette notice a été faite au Palais Saint-Pierre, dit le Palais-des-Arts, lieu où la Société de médecine, et la plupart des sociétés savantes de la ville de Lyon, tiennent leurs séances.

Ce beau monument doit au docteur Prunelle, ou à ses projets accomplis depuis lors une transformation complète.

(2) Par son testament, le docteur Prunelle a légué à la ville de Lyon, pour la bibliothèque publique du Palais-des-Arts, fondée par lui, la belle bibliothèque qui avait été la joie et la passion de sa vie entière.

Très-remarquable par le choix aussi bien que par le nombre des volumes, elle renferme entre autres, une très-rare collection, d'éditions, d'ouvrages grecs qui donnent un très-grand prix à cette libéralité.

(3) Le docteur Prunelle était depuis longtemps retiré à Vichy, lors-

nos musées, à côté de ceux de Rambaud et de Terme, en compagnie des Lyonnais célèbres et utiles, Terrasson, de Jussieu, Rozier, de Gérando, proclamera l'estime et la reconnaissance des contemporains qui lui ont décerné, dans sa retraite et de son vivant, l'honneur le plus insigne qu'un magistrat civil puisse espérer et recevoir.

que la municipalité lyonnaise, pour reconnaître les services éminents rendus par lui à la ville, fit exécuter, par M. Fabisch, professeur à l'école de sculpture, et placer au musée le buste de cet ancien maire.

FIN.

Lyon, imprimerie d'Aimé Vingtrinier, quai Saint-Antoine, 36

www.ingramcontent.com/pod-product-compliance
Ingram Content Group UK Ltd.
Pitfield, Milton Keynes, MK11 3LW, UK
UKHW020339250726
13967UKWH00005B/2020

9 782011 771650